Catherine Dupuis et
Éric Chagnon

Rendez-vous
au cube de la santé

Dolfino Média

Dolfino Média
7133545 Canada Inc.
657, boul. Jacques Bizard
Île Bizard (Québec) H9C 2M9
Téléphone : 866.296.6861
www.dolfino.tv
reussite@dolfino.tv

Vous voulez bénéficier de nos tarifs spéciaux s'appliquant aux achats en gros? Informez-vous au 866.296.6861

Catalogage avant publication de Bibliothèque et Archives nationales du Québec et Bibliothèque et Archives Canada

Dupuis, Catherine, 1973-
    Rendez-vous au cube de la santé
    Comprend des réf. bibliogr. et un index.
    ISBN 978-2-923801-00-1
    1. Habitudes sanitaires. 2. Santé. 3. Autothérapie. 4. Diagnostics.
    I. Chagnon, Éric, 1974- . II. Titre.

RA776.9.D86 2009   613   C2009-942407-X

Révision et correction des textes : Jeanne Duquette, Angèle St-Germain et Annie-Claude Bousquet.
Images : 123rf.com
Impression : CreateSpace

La forme masculine non marquée désigne les femmes et les hommes.

Version originale française
Imprimé au Canada
© Catherine Dupuis et Éric Chagnon, 2009
Dépôt légal – 4e trimestre 2009
1ière impression, novembre 2009
Dépôt légal - Bibliothèque et Archives nationales du Québec, 2009
Dépôt légal - Bibliothèque et Archives Canada, 2009

ISBN : 978-2-923801-00-1

Catherine Dupuis et
Éric Chagnon

Rendez-vous
au cube de la santé

Dolfino Média

AVIS AU LECTEUR

Au menu

Remerciements

La rédaction de ce livre a été toute une aventure. Nous tenons à remercier tous ceux qui y ont apporté leurs compétences, leur énergie et leur cœur :

- Jeanne Duquette pour les multiples corrections, les recherches et son aide à la rédaction. Son esprit critique et sa rigueur ont grandement contribué à la qualité du livre.
- Annie-Claude Bousquet et Angèle St-Germain pour les multiples révisions du texte.
- Marc Goyer pour l'inspiration qui a fournit l'étincelle initiale à ce projet.

Merci également à sos professeurs :

- Olivier Lockert, un homme inspirant, un auteur prolifique et un enseignant exceptionnel. Sa philosophie de vie, son humanisme, sa maîtrise de l'hypnose et sa capacité à passer le flambeau nous ont inspiré et ont enrichi nos connaissances.
- Jacques Tombazian, notre alchimiste favori... Pour sa sagesse et sa grandeur d'âme. Il a su nous apprendre à enseigner par l'utilisation d'expériences marquantes.
- Johanne Riou et le CQPNL sa générosité et sa capacité à transmettre ses connaissances nous ont permis d'approfondir notre savoir-être... Et la librairie du CQPLN à enrichir notre bibliothèque de livres exceptionnels et rares.
- Yannick Mariole pour son humanité, sa capacité à vulgariser et sa capacité à rendre l'hypnose accessible.
- Paul Gareau, le professeur qui a sans contredit le plus marqué Catherine dans sa vie
- Asier Etxeberria, le directeur de l'école Basque de naturopathie où Catherine a fait ses premiers pas... Il a guidé pendant toute une année cette petite étrangère dans sa vision de la santé au naturel.
- Serge St-Pierre qui a permis à Catherine de tomber en amour avec la chimie et qui a largement teinté de science son parcours en naturopathie.

Ainsi qu'à tous les professeurs, les auteurs et les conférenciers qui nous ont transmis leurs connaissances, leur savoir-faire, leur savoir-être et leur savoir-agir tout le long de notre chemin.

Biographie des auteurs

Catherine Dupuis

- Membre de l'ordre des chimistes du Québec
- Études universitaires en chimie, en biochimie et en sciences économiques
- Praticienne en Programmation neurolinguistique (PNL)
- Hypnothérapeute : Degré de maître praticien en hypnose classique, Éricksonnienne, nouvelle et humaniste
- Diplômée en naturopathie et massothérapie
- Co-auteure de 4 brevets dans le domaine de la chimie des produits naturels
- Auteure, conférencière et enseignante depuis 15 ans. Plus de 50 000 personnes ont assisté à ses séminaires et formations
- Formation de plus de 500 professionnels de la santé

Éric Chagnon

- Diplôme universitaires en ingénierie
- Études universitaires en administration
- Écrivain, co-auteur de 2 livres
- Président des Laboratoires Mauves pendant 8 ans
- Diplômé en hypnose humaniste

Prix remportés par Catherine Dupuis et Éric Chagnon

- Premier prix en innovations technologiques et techniques au Concours québécois en entrepreneurship
- Prix Québec-Amérique pour le projet de développement durable dans la jungle amazonienne
- Prix de l'entrepreneurship féminin au Concours québécois en entrepreneurship
- Prix de la Chambre de commerce de Vaudreuil-Soulages (2003) (Jeune entreprise)
- Bourse Desjardins jeunes entrepreneurs (2003)
- Prix coup de cœur au concours des « Anges financiers » (2004)
- Médaille d'or au concours Summit Awards (2004) catégorie Campagne Magazine
- Prix aux jeunes entrepreneurs de la Banque de développement du Canada - BDC (2005)
- Lauréate de la catégorie « Nouvelle entrepreneure » du Concours prix femmes d'affaires du Québec (2005) incluant la bourse de l'Ordre des administrateurs agréés du Québec
- Prix Arista (petite entreprise) décerné par la jeune Chambre de commerce de Montréal - JCCM (2006)
- Finaliste du concours entrepreneur extrême du Journal de Montréal (2006) (plus de 20 épreuves et tests sur une période de 7 mois)
- Prix réussite en affaires au Concours québécois en entrepreneurship (2007)
- Finaliste au concours de l'entreprise citoyenne du magasine l'Actualité (2007)
- Prix Desjardins jeunes entrepreneurs (2007)

Un mot des auteurs

Chers lecteurs et lectrices,

La santé est un sujet passionnant. Nous aimons l'enseigner de façon scientifique, simple et amusante. Nous utilisons des histoires, des analogies et des métaphores pour illustrer des concepts qui pourraient être difficile à comprendre autrement. Nous aimons intégrer un peu d'humour pour alléger des sujets qui pourraient être arides. Nous vous offrons des outils pratiques et nous vous encourageons à les utiliser pour changer votre vie.

Ce livre s'adresse à tous ceux qui veulent se débarrasser de maladies, de malaises ou qui veulent simplement être en pleine forme pour être performant et se sentir bien. Il est écrit dans un langage simple et précis, accessible à tous. Il s'adresse aux gens de tous âges. C'est un livre pour toute la famille que nous vous invitons à partager avec vos amis.

Nous vous proposons d'abord d'entrer dans le monde du cube de la santé. Vous y découvrirez les personnages fascinants qui en maîtrisent les six facettes. Ils aiment raconter des histoires, faire des analogies et transmettre leurs connaissances de façon imagée. Ils ont chacun leur personnalité, leur spécialité et leurs sujets d'intérêt. C'est en combinant leurs connaissances que vous développerez une vue d'ensemble de votre santé et que vous en prendrez le contrôle.

Nous vous proposons ensuite d'approfondir vos connaissances et de découvrir des aspects de la santé que vous ignorez peut-être. Vous apprendrez, par exemple, qui sont les méchants radicaux libres, et qui sont vos alliés, les antioxydants.

Vous aurez l'occasion de compléter une vingtaine d'autoévaluations. Vous aurez ainsi un portrait plus précis de votre état de santé. Vous découvrirez exactement sur quels aspects de votre régime de vie vous devez concentrer vos efforts, pour qu'ils vous rapportent le plus de bénéfices possible.

Enfin, nous vous proposons des dizaines de solutions-santé pour chacun des problèmes décrits. Ainsi, vous pourrez relever vos défis-santé en choisissant ceux qui vous paraissent les plus agréables.

Nous vous proposons d'y parvenir sans douleur... Ainsi, vous ajouterez à votre diète des aliments que vous trouverez délicieux, vous ferez des exercices qui vous amuseront, ainsi que des activités qui vous emballeront.

C'est vous qui décidez! Vous avez le pouvoir de créer un nouveau mode de vie qui vous permettra de cheminer vers la santé.

Bonne lecture ☺

Catherine et Éric

La voiture, la plage et les spécialistes

Imaginez-vous par un beau vendredi d'été. Vous êtes propriétaire d'une superbe voiture décapotable rouge. Elle est là, devant votre entrée... Vous la voyez?

Vous vous apprêtez à partir en voyage sur le bord de la mer. Vous sautez dans la voiture sans ouvrir les portières. Vous tournez la clé et... « Boum boum petit badaboum! »... la voiture rouspète ! Vous appuyez sur l'accélérateur. La voiture avance et le bruit s'amplifie.

La mer vous appelle. Elle vous demande de venir planter votre parasol, d'étendre votre serviette et de vous élancer dans ses chaudes vagues. Vous tenez absolument à y arriver! Qu'allez-vous faire ? Vous fermez les yeux et, tout comme dans un jeu télévisé, trois choix de réponses s'offrent à vous. Vous entendez même une petite musique entraînante...

1. **Vous adoptez la pensée magique :** Vous ne faites rien. Vous vous dites que ce n'est sûrement pas grave. Vous croisez les doigts et espérez que ça se règlera par magie... Dans le fond, vous vous dites que c'est même mieux comme ça; le bruit fera peur aux moustiques. Génial ! Vous voilà parti.

2. **Vous comptez sur Ti-Jean :** Ti-Jean est le voisin d'en face. Il passe ses journées à lire le « Guide de l'auto ». Sa propre voiture est plutôt bruyante. Vous pouvez lui demander conseil. Vous le voyez justement de l'autre côté de la rue qui enlève ses lunettes et vous envoie la main.

3. **Vous faites un détour pour aller au « Dauphin Volant » :** Ce garage au drôle de nom est établi depuis 25 ans et appartient à six spécialistes. Il vous a été conseillé par plusieurs de vos amis. Vous n'y êtes jamais allé auparavant et il faut faire un petit détour par la forêt pour y arriver.

La musique s'arrête, c'est le temps de répondre!
Que faites-vous?

Maintenant... si on vous disait que cette mise en situation est une métaphore où :
- **La voiture** : C'est vous! Vous êtes la voiture dans cette histoire. ☺
- **Les bruits de la voiture :** Ils représentent vos malaises et vos maladies.
- **La plage** : C'est votre santé. C'est elle qui vous donne toute l'énergie nécessaire pour passer d'agréables journées et réaliser tout ce que votre cœur vous inspire.
- **Vos options** : Ils représentent les divers moyens disponibles pour vous débarrasser de vos malaises et pour cultiver votre santé.

Est-ce que ça vaut la peine de faire un détour pour aller au « Dauphin Volant »?

Bien sûr que oui !

Comme dirait mon ami Raoul à Cuba : « Perfectamundo ! » En un clignement des yeux, vous voilà arrivé à destination. Le Dauphin Volant est situé au centre d'une vaste forêt ancestrale. C'est une imposante bâtisse de forme circulaire. Entièrement construite en pierres, elle paraît indestructible. Elle se fond harmonieusement dans l'environnement. Son architecture vous porte à croire qu'elle a été construite il y a plusieurs centaines d'années. Vous n'avez rien vu de tel auparavant. Cet endroit dégage quelque chose qui vient vous remuer jusqu'au plus profond de votre être.

Dès votre arrivée, votre attention est attirée par la grande porte double en bois massif de l'entrée principale. La voilà qui s'ouvre. Trois hommes et trois femmes en sortent d'un pas dynamique. Ils ont le sourire aux lèvres, ils respirent la santé.

Une jeune femme s'avance :

— Nous vous avons entendu venir de loin! Ne perdons pas de temps. Vous êtes l'invité de la maison, veuillez entrer par la grande porte. Vous commencez le travail dès maintenant.

Vous n'en croyez pas vos oreilles!

— Quoi? JE commence le travail? Je ne viens pas voir des spécialistes pour me faire dire que je dois faire le travail moi-même. J'ai besoin d'aide!

Les six spécialistes rient de bon cœur. Ce n'est pas la première fois qu'ils suscitent une telle réaction.

— Surprise? Vous imaginiez-vous que quelqu'un vous donnerait la santé dans une cuillère d'argent pendant que vous porteriez votre attention sur autre chose? Si seulement c'était si facile! Pourtant, vous savez sans aucun doute, que c'est en pratiquant que vous apprenez le plus efficacement. Vous ne pensez tout de même pas qu'on devient champion de hockey en lisant des livres sur le sujet, ou en prenant une « pilule magique », sans même avoir à chausser des patins!

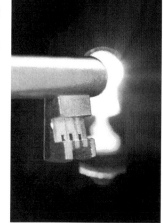

— Notre objectif est de vous offrir de nouvelles connaissances, des conseils et des trucs pour vous aider. Par la suite, ce sera à vous de les adapter à votre corps, à vos goûts et à vos besoins. Qui a dit qu'atteindre la santé devait être lourd, contraignant et pénible? Vous pouvez rendre le tout agréable et amusant pour vous! Le travail que vous effectuerez ici vous servira durant toute votre vie. Vous pourrez même transmettre vos acquis à vos parents et amis, car eux aussi aspirent à jouer au soleil tout en se laissant bercer par le bruit des vagues!

— Assez parlé! C'est maintenant le temps de passer à l'action. Entrez avec nous dans le Dauphin Volant et votre vie sera définitivement transformée!

En passant l'immense porte, vous avez l'impression que quelque chose s'ouvre en vous, comme si vous quittiez un monde pastel pour entrer dans un univers vibrant d'énergie et de couleurs. Dès que vous franchissez la porte, vous êtes sans voix! Vous découvrez une pièce digne des plus grands châteaux. Vous avez la sensation que tout semble avoir été construit pour vous, selon vos goûts et vos désirs les plus profonds. C'est de toute beauté, exactement comme vous l'auriez rêvé. Vous vous sentez parfaitement à votre place. Wow!

Vous avancez lentement, en observant chaque détail. Vous vous engagez dans un long couloir majestueux et tout au bout, vous ouvrez une porte qui semble être faite d'or massif. Vous y découvrez avec étonnement une superbe cour intérieure verdoyante. C'est le royaume des arbres et des oiseaux. Une superbe oasis de paix et de bonheur au cœur même du Dauphin Volant!

Un guide vêtu d'une tunique blanche se présente à vous. Il ressemble à Gandalf le Blanc dans le Seigneur des anneaux. Il s'approche, vous salue bien bas et dit : « Anda telah tiba. Selamat datang!» Vous êtes honoré et lui répondez « Terima kasih! ». Vous lui demandez humblement de poursuivre la conversation en français... Votre indonésien est un peu rouillé!

Il vous invite à le suivre. Vous vous engagez donc dans la magnifique et vaste cour intérieure. Elle vous paraît infiniment grande! Vous suivez un sentier forestier sinueux qui vous amène à une petite clairière. Les couleurs sont fabuleuses et vous vous imprégnez de l'atmosphère vivifiante de cette forêt, et de ses odeurs si réconfortantes. Vous savez que vous êtes parfaitement en sécurité et vous vous sentez en paix. Votre guide vous offre une bûche pour vous asseoir, il allume le feu de camp et sort un sac de guimauves de sa tunique. L'ambiance est magique. Il s'assoit à vos côtés et dit :

— Je suis Gwydion. Quel âge me donnez-vous ? J'ai 356 ans! Vous souriez, certain qu'il vous taquine... Vous lui donnez certes un 70 ans bien conservé, malgré la douceur juvénile et pétillante de ses prunelles. Pourtant, vous n'osez rétorquer quoi que ce soit, fasciné par ce personnage hors du temps.

— Si je comprends bien, vous cherchez les clés de votre bien-être physique, mental et émotif n'est-ce pas? J'imagine que vous voulez aussi être débordant d'énergie, beau, heureux et créatif? Vous êtes au bon endroit! Vous trouverez ici des connaissances concrètes et utiles, ainsi que des outils pour évaluer votre état de santé, prévenir les maladies et éliminer un bon nombre de problèmes.

— Vous pouvez mettre votre nouveau savoir en pratique immédiatement. Vous savez que vous êtes chanceux d'être parvenu à découvrir cet endroit si tôt dans votre vie? Contrairement à vous, j'ai mis une éternité à y parvenir... Mais c'est du passé! Laissez-vous guider par votre intuition pour découvrir la magie du Dauphin Volant. Votre vie en sera transformée à jamais!

Vous regardez autour de vous. Votre regard est alors attiré par une espèce de gigantesque cube, totalement inattendu au coeur de cette forêt...
Il est muni de grandes portes colorées sur chacune de ses facettes. Il est irrésistible; il vous attire comme un aimant. Vous n'en pouvez plus d'attendre. Vous avalez votre guimauve grillée d'une seule bouchée puis vous courez vers ce fantastique cube, oubliant Gwydion et tout le reste.

Vous attrapez une perche au passage, la plantez dans le sol et vous vous envolez vers la porte située au sommet du cube, tel un sauteur à la perche aguerri. Gwydion oublie de respirer pendant quelques secondes, et se prend la tête entre les mains en vous voyant vous élancer de la sorte! Lorsqu'il vous voit atterrir brutalement sur le sommet, un grand sourire éclaire sa figure burinée par le temps.

La facette de l'alimentation

Le panneau fixé sur la porte indique « Sonnez avant d'entrer ». À ce stade, plus rien ne peut vous étonner. Vous acceptez d'être dépouillé de vos points de repères habituels. Vous décidez de lâcher prise, d'apprécier et de vivre pleinement cette situation digne d'un rêve épique. Vous saisissez donc une tige de bois par terre et vous frappez la toute petite cloche suspendue sur la porte. À votre grande surprise, elle sonne comme un gong chinois. DDOOOOOOOONNNNGGGGG!

La porte s'ouvre et un jeune homme coiffé d'une toque de cuisinier vous accueille. À l'odeur délicieuse qui vous met l'eau à la bouche, vous savez qu'il s'apprête à sortir un savoureux gâteau du four..., vous faisant signe avec ses drôles de mitaines aux mains, il vous invite à l'accompagner à la cuisine, vous offre un tabouret, un muffin aux pommes, ainsi qu'un thé vert réconfortant. Comme ça sent bon! D'un ton un peu grandiloquent, il se présente à vous avec un accent que vous ne parvenez pas à identifier. « Bonjour, je suis Maïde ». Il vous laisse le temps de vous rassasier, échange quelques plaisanteries avec vous et vous confie :

— On t'a probablement déjà dit que tu deviens ce que tu manges, mais ne t'a-t-on jamais dit que tu as l'énergie de ce que tu manges? As-tu déjà mangé des cerises de terre? J'ai inventé une salade incroyable qui allie cet ingrédient à quelques légumes de mon potager; un peu de gingembre et du vinaigre balsamique vieux de 10 ans. C'est vraiment bon! Savais-tu que manger, en plus d'être agréable, est un moment de détente, un plaisir, une source d'énergie et un moyen de te soigner? J'utilise beaucoup de « médicaliments » dans mes recettes; des fines herbes fraîches aussi succulentes qu'appétissantes. J'ai inventé un courant culinaire que j'ai nommé « la gastronomie médicinale ». Son goût n'a d'égal que sa beauté et la santé qu'elle prodigue.

— La plupart des gens ont tendance à être déshydraté et persistent à toujours manger les mêmes produits. C'est fondamental de boire beaucoup d'eau et de manger une grande diversité d'aliments. Même les meilleurs aliments deviennent inadéquats s'ils sont consommés continuellement. Une alimentation variée permet de t'assurer que tu fournis à ton corps tous les minéraux et les vitamines dont il a besoin.

— Je t'aiderai à apporter des changements agréables à ton alimentation pour que tu sois en meilleure santé. Tu sortiras de table telle une Formule 1 qui surgit du puits de ravitaillement. Vroum! Vroum! On t'arrêtera bientôt dans la rue pour te demander ce que tu manges pour avoir autant d'énergie et dégager une beauté si envoûtante. ☺

Vous prenez la dernière bouchée de muffin que vous mastiquez lentement, pour mieux savourer les petits morceaux de pomme qui explosent sous vos dents, en répandant leur jus sur vos papilles gustatives qui jouissent de plaisir.

— Oh ! J'allais oublier de te montrer ma toute nouvelle invention. Tout le monde devrait avoir ça dans sa maison! C'est un petit appareil, pas plus gros qu'un téléphone portable, qui permet de mesurer la « vie » d'un aliment. Tu le poses au-dessus d'un aliment et il te donne un chiffre entre 0 et 100.

— S'il s'agit d'un steak de bœuf qui n'a jamais vu la lumière du jour et qui a été engraissé aux hormones de croissance, le compteur indiquera un petit chiffre. Si c'est un steak provenant d'un bœuf biologique qui a brouté l'herbe des montagnes ensoleillées, il donnera un nombre plus élevé.

— C'est encore plus spectaculaire pour les légumes et les fruits! Lorsqu'ils sont biologiques, leur valeur est très élevée et s'approche même de 100 lorsqu'ils sont cuisinés avec amour... Tous les aliments peuvent ainsi être évalués. Cette invention révolutionnera l'agriculture, l'alimentation et elle aura un impact majeur sur l'environnement. Penses-y! Tiens, je te donne un prototype de mon « Vie-O-Mètre ». Plus tu mangeras des aliments qui ont de la « vie », plus tu en auras toi aussi.

Reconnaissant, vous mettez le « Vie-O-Mètre » dans votre poche, saluez le chef et ressortez par la porte par laquelle vous êtes entré.

La facette des thérapies corporelles

Vous cognez ensuite à la seconde porte de ce cube magique, située sur un des côtés du cube. Un drôle de personnage vous accueille. On dirait qu'il a mille ans tellement il est ridé. Pourtant, il se tient droit comme un « i » et ses yeux bridés pétillent de malice. Il vous prend sans ménagement par le bras, sans dire un mot et vous invite à vous étendre sur une table matelassée. Pas très doux, ce vieux petit bonhomme! Et plutôt silencieux! Étrangement, vous ne vous sentez pas intimidé ou mal à l'aise. Vous prenez donc la décision de le laisser faire - au point ou vous en êtes - et vous vous étendez sur le ventre. Il chuchote à votre oreille tout en vous massant légèrement les épaules :

— Santé rime avec plaisir, dit-il. Je suis Song et je viens du fond de la Chine. Je suis un spécialiste des thérapies corporelles et du qi gong. Pour traiter, j'utilise aussi bien les massages, les manipulations ostéopathiques, l'acuponcture et quelques trente autres techniques. Souvent, ces interventions sont aussi agréables qu'efficaces pour t'aider à retrouver une sensation de confort et de bien-être qui devrait être permanente. Ces techniques sont regroupées sous le nom d'« approches thérapeutiques de la médecine douce ». Elles procurent tellement de bénéfices physiques, mentaux et émotifs, que tu serais fou de t'en priver! C'est un grand plaisir pour le corps et l'esprit de les expérimenter! Je t'aiderai à trouver quelles sont les thérapies qui conviennent le mieux à ta situation personnelle, afin que tu profites de leurs bienfaits immédiats. En attendant, si tu as un peu de temps pour te faire du bien, expérimente! Oublie tes petites gênes. Demande à un ami ou un membre de ta famille de faire un échange de massage avec toi. Tu lui masses les épaules; il te masse le bas du dos ou les pieds. Ça fait tellement de bien et ça tisse des liens. Les enfants aussi adorent masser et se faire masser.

— L'être humain ne peut vivre sans contact physique, sans caresses. C'est prouvé qu'un enfant ou une personne âgée privé de tout contact tactile se laisse lentement mourir... Les thérapies corporelles ne sont pas un luxe; elles font partie des besoins fondamentaux des humains. C'est agréable de redécouvrir que nous sommes tous guérisseurs à notre manière, que nous pouvons soulager et aider simplement avec nos mains... Du bisou de maman sur un bobo au massage des épaules par l'être aimé, le simple fait de toucher soulage. Il n'y a que du bien à te faire du bien!

— Le premier réflexe, lorsque tu es fatigué ou stressé, devrait être de prendre un peu de temps pour toi et en profiter pour te dorloter. Que tu sois chez toi ou que tu puisses te permettre d'aller dans un salon ou un spa, il est facile de te bichonner. Quelques chandelles, un luffa (éponge végétale), une crème au chocolat pour te faire un enveloppement corporel et un bain bien chaud, « relevé » par des huiles essentielles relaxantes ou par du sel d'Epsom et... le paradis est à ta porte!

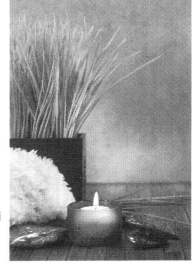

— L'alternance « chaud-froid » est aussi une thérapie corporelle aussi agréable qu'efficace pour soulager le système nerveux! Cela permet de relaxer le corps et l'esprit de manière spectaculaire. Un séjour dans un sauna, un bain de vapeur ou dans un jacuzzi, suivi d'une douche ou d'un bain d'eau froide est souverain pour le corps et l'esprit.

Ses paroles et son massage vous bercent... Quel bonheur! Vous sentez votre corps se détendre C'est le meilleur massage que vous ayez jamais expérimenté! Vous retenez la leçon. À l'avenir, vous ne négligerez plus votre bien-être! Après tout, votre santé en dépend...

— Reviens me voir quand tu veux, ça me fera le plus grand plaisir! Le ton de sa voix vous fait revenir à la réalité. Vous reprenez conscience de l'endroit où vous vous trouvez. Les muscles du dos bien souples, vous descendez de la table, replacez vos mèches rebelles et le remerciez sincèrement avant de le quitter.

La facette de l'esprit

Vous vous dirigez immédiatement vers une autre facette, située sur un autre côté du cube. Vous avez l'impression d'avoir des ailes tellement vous vous sentez léger et souple. Vous êtes excité à l'idée des prochaines découvertes que vous ferez! La porte d'entrée est ouverte. Vous entrez. Il fait noir comme chez le loup. Bang! Vous sursautez au bruit fracassant de la porte qui se referme derrière vous. Votre cœur palpite et vous n'êtes pas du tout rassuré. Le silence est le maître des lieux. Un trône majestueux s'illumine devant vous. Il est fait de bois massif incrusté de pierres précieuses. Irrésistiblement attiré, vous avancez et y prenez place.

Océane ouvre brusquement les lumières, vous faisant sursauter. C'est un petit bout de femme qui paraît incroyablement dynamique et charismatique. Son sourire illumine la pièce. Vous remarquez immédiatement ses yeux pétillants de malice et d'intelligence et ses longs cheveux blonds, attachés en queue de cheval. Sa longue jupe bariolée la fait ressembler à une bohémienne. Elle paraît bien fière de sa mise en scène! Elle commence à vous parler sur-le-champ. Sa voix est chaude, rapide et joyeuse. Tout en elle respire la fantaisie et est teinté d'originalité. Vous êtes immédiatement fasciné par ce personnage!

— Bonjour! Je suis Océane. Le cerveau est l'élément le plus complexe que l'on connaisse... Il possède autant de neurones qu'il y a d'étoiles dans la galaxie, soit environ 100 milliards. Si vous mettiez bout à bout tous vos neurones, ceux-ci formeraient une chaîne sur plus de 5 000 km, soit la longueur de la grande muraille de Chine.

— Le cerveau humain est très efficace. Il accomplit des prodiges tout en consommant peu d'énergie. En fait, il n'utilise que l'équivalent de la quantité d'énergie qu'une petite ampoule électrique de 25 watts a besoin pour éclairer!

— Notre compréhension du cerveau a beaucoup évolué au cours des vingt dernières années. Nous avons découvert récemment de nombreuses techniques qui permettent de mieux apprécier la vie et de cheminer vers le bonheur. Je vous enseignerai à les utiliser pour que vous appreniez à relaxer, à réduire la douleur, à jouir de la vie et être de meilleure humeur.

— Certaines techniques vous paraîtront peut-être loufoques, et vous douterez probablement de leur efficacité. Doutez autant que vous voulez.... pourvu que vous testiez leur efficacité! Le ridicule ne tue pas. Au contraire!

Ces techniques peuvent transformer votre vie en la vie de rêve à laquelle vous aspirez.

— Saviez-vous que de nombreuses études ont démontré que le stress est lié d'une façon ou d'une autre à 73 % des visites chez le médecin? Hallucinant, n'est-ce pas? Heureusement, il existe de nombreuses méthodes permettant de rétablir l'équilibre dans votre cerveau! En fait, des dizaines, sinon des centaines de techniques ont prouvé leur efficacité... Votre esprit et votre corps sont intimement reliés. Les mots, les sentiments et votre attitude d'esprit influencent infiniment votre état physique. Alors, pour être en santé et heureux, il est essentiel de vous attaquer à l'élément le plus complexe connu dans l'univers : votre cerveau!

La voix d'Océane vous envoûte. Vous êtes complètement absorbé et fasciné par ses propos.

— Vous pouvez explorer l'hypnose, la PNL (processus neurolinguistique), des techniques de méditation, des thérapies utilisant la couleur, le feng shui... Vous devez trouver ce qui vous convient le mieux. Pour ce faire, il faut expérimenter les méthodes sans préjugés, et observer simplement les résultats souvent spectaculaires!

Certains de ces éléments sonnent vaguement des cloches dans votre tête, mais c'est vraiment un nouvel univers pour vous... Océane cesse de parler et vous regarde avec intensité et douceur. Vous avez l'impression qu'elle « lit » en vous, qu'elle vous comprend parfaitement. Votre cœur est léger et votre esprit est calme. Vous vous sentez en parfaite harmonie, en parfaite osmose avec cette femme.

Après quelques minutes, vous prenez conscience du silence assourdissant qui règne dans la pièce. Vous avez l'impression de vous réveiller d'un état second. Vous vous apprêtez à sauter en bas de votre trône, lorsqu'elle vous arrête en vous parlant sur un ton espiègle.

— Attendez! J'oubliais! Avant de partir, il faut que vous exécutiez ce petit exercice juste pour le plaisir, pour rire un peu... Reprenez place sur le trône, asseyez-vous, les deux pieds ballants. Vous devez maintenant faire des cercles dans les airs avec votre pied droit, dans le sens des aiguilles d'une montre. C'est facile, n'est-ce pas? Maintenant, continuez à faire des cercles avec votre pied et dessinez simultanément le chiffre « 6 » dans les airs avec votre main droite.

Vous pensez que cette Océane est vraiment étrange... Malgré tout, vous faites ce qu'elle propose... Vous faites tourner votre pied droit et écrivez un « 6 » dans les airs. Elle pouffe de rire! Elle pointe votre pied du doigt. Vous le regardez et vous rendez compte qu'il tourne dans l'autre sens! Voyons donc! Vous essayez de nouveau… et dès que vous écrivez dans les airs avec votre main droite, votre pied se met automatiquement à tourner dans l'autres sens!!! Vous être ahuri! C'est alors que vous êtes ébloui par un éclair lumineux. Toujours morte de rire, Océane a pris une photo de votre visage perplexe! Vous vous promettez de proposer l'exercice à votre tante taquine au prochain party de famille!

Vous essayez une dernière fois en vous concentrant intensément… et sortez de scène.

La facette de l'exercice physique

De plus en plus fasciné par tout ce que vous découvrez, vous vous dirigez rapidement vers une nouvelle porte. Une jeune et grande femme pétillante et rayonnante de santé vient vous accueillir devant la porte d'entrée. Elle vous salue bien bas, sa tête touchant pratiquement ses genoux et vous fait signe d'entrer. Elle est à la fois souple comme une liane et harmonieusement musclée. Elle vous fait penser à une superbe panthère.

Silencieuse, elle vous remet une paire de shorts, un tee-shirt, des espadrilles et un « jack-strap »… Au cas où vous auriez envie de jouer à la crosse! Maintenant familier avec les comportements étranges de ces individus, vous vous exécutez immédiatement, sans hésiter. Vous enfilez vos nouveaux atours et suivez votre guide dans une salle sans toit, meublée en tout et pour tout d'un grand trampoline. Celui-ci représente un vrai bijou technologique. Il permet d'exécuter des sauts vertigineux de plus de 100 mètres. C'est génial! Ça fait des années que vous rêviez d'expérimenter ça! Il n'y a aucun danger puisque vous êtes retenu par un harnais et que le guide contrôle les cordes pour vous ralentir au besoin. De plus, il y a des coussins disposés tout autour. Ainsi attelé, vous sautez et pirouettez sans crainte.

Entre deux arabesques grisantes, celle que vous surnommez la panthère vous fait part de ses conseils :

— Respirer et bouger sont deux besoins fondamentaux de l'humain. Si tu désires être en santé, plein d'énergie et prêt à relever différents défis, tu dois régulièrement :

○ Pratiquer des activités aérobiques, que l'on nomme souvent « cardio », qui te permettront de suer et de t'essouffler. Elles sont essentielles pour ton équilibre. Cours, saute, danse, bouge! Ton cœur demeurera jeune et fort… tu vivras ainsi beaucoup plus vieux et en bien meilleure santé.

- o Faire travailler tes muscles : soulever des poids, faire des redressements assis, des pompes, soulever un enfant, monter des escaliers, bref, tu dois forcer! En plus de te rendre beaucoup plus forts, tu réduiras les risques de souffrir de maux de dos.

- o Pratiquer ta coordination motrice et ton sens de l'équilibre. Lancer et attraper des balles, jouer avec un ballon, jongler, etc. Ainsi, tes mouvements deviendront plus vifs et ton corps t'obéira au doigt et à l'œil.

- o Faire des étirements pour développer ta flexibilité. La souplesse est un gage de jeunesse et de santé globale. Le risque de souffrir un jour de douleurs chroniques diminue drastiquement avec le degré de souplesse de ton corps.

- o Respirer profondément et de manière contrôlée. La plupart des Occidentaux ne prennent pas la peine de respirer convenablement. Pourtant, la qualité de la respiration est directement reliée au niveau d'énergie que tu possèdes. Chaque jour, tu dois respirer profondément à partir de l'abdomen, en gonflant le ventre. Cela oxygénera ton organisme en profondeur et augmentera ton énergie.

Cette jeune et grande femme poursuit :

— L'exercice physique garde jeune. Il prévient et corrige les excès de poids en plus de réduire le stress et l'angoisse. La liste de ses bienfaits est interminable. Je t'aiderai à découvrir les sports et les activités physiques qui auront un impact immédiat sur ta santé et ta qualité de vie.

— Le plaisir est la clé du succès.

— Si tu n'aimes pas pousser de la fonte dans le fond d'un gymnase... ne le fait surtout pas! Il existe tellement d'activités amusantes. Plus tu possèdes d'options, plus il y a de chances que tu trouves chaussure à ton pied. Cela te permettra d'apprécier encore longtemps tout ce que la vie t'offre d'agréable.

Fasciné par son timbre de voix, vous sursautez lorsqu'elle élève le ton et vous dit « À : propos, mon nom est Ninke! ». Elle sautille comme un enfant jusqu'à la porte en rigolant, vous laissant seul.

Excité par toutes ces émotions fortes, vous vous sentez gonflé à bloc. Bon! Un dernier double saut périlleux arrière suivi d'un kozak triple vrille et on y va! Vous vous concentrez pour pousser de toutes vos forces et, tant qu'à y être, battre le record de saut en hauteur établi en 2007 par le

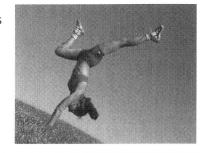

grand Pavolo. Il s'était entraîné toute sa vie pour avoir de grosses jambes puissantes et un petit corps minuscule lui permettant de sauter le plus haut possible. Alors, vous prenez votre élan, poussez, montez, montez encore, pirouettez et... retombez triomphant. Votre bonne humeur vous a élevé en hauteur tel un ballon soufflé à l'hélium!

Ainsi ragaillardi, vous être prêt pour visiter la prochaine facette du cube.☺

La facette des soins naturels

Cette porte n'a pas de poignée... Vous n'avez qu'à la pousser pour qu'elle s'ouvre... Vous êtes immédiatement assailli par une symphonie d'odeurs. Vous avez l'impression que l'air est palpable tellement il est riche et plein d'effluves odorants. Cette porte mène à tout un univers; un jardin magnifique digne d'un château médiéval. On dirait qu'une armée de moines le soigne amoureusement chaque jour. Les fleurs magnifiques et les fines herbes côtoient les arbres et les papillons multicolores. On y a rassemblé toutes les plantes médicinales du monde. Il y a des arbres, des fleurs, des champignons et même des lianes. Il fait beau, ça sent bon, vous vous sentez apaisé, serein et parfaitement heureux d'être là.

Une belle vieille femme, toute de blanc vêtue, sort d'un buisson avec un panier de fruits frais. Vous avez l'impression d'être face à face avec la personnification de Mère Nature. Tout en elle transpire l'amour et la douceur. Elle s'approche de vous, le sourire au coin des lèvres et vous tend son panier. Vous prenez un petit bleuet sauvage, le lancez en l'air en lui donnant une pichenette avec le pouce et l'attrapez dans votre bouche. Quelle joie! La femme sourit et dit :

— Bonjour et bienvenue! Je me nomme Jaya. Savez-vous que la nature est généreuse? Elle nous donne tout ce dont nous avons besoin pour être en parfaite santé. Elle nous offre de la nourriture à partager entre amis, un terrain de jeu pour faire de l'exercice ainsi qu'une multitude de plantes et de produits pour nous soigner.

— Il existe des solutions naturelles à un grand nombre de problèmes de santé. Je vous enseignerai à les utiliser. Certaines fleurs sont en mesure de soutenir votre cœur, certaines racines peuvent détoxifier vos organes, tout comme certaines graines peuvent vous remplir d'énergie. Les fleurs, les arbres, les abeilles, la mer vous proposent une multitude de remèdes efficaces, en harmonie avec votre corps. Certains champignons ou bactéries peuvent aussi vous aider à retrouver votre équilibre.

— La nature offre à l'humain tout ce dont il a besoin pour vivre, pour se soigner. Elle vous fournit des outils de prévention, des trésors pour améliorer votre performance et des merveilles pour aider votre cerveau à trouver son équilibre.

— En avez-vous assez d'utiliser une panoplie de béquilles pour pallier à vos problèmes sans parvenir à les régler de manière définitive? La médecine naturopathique est là pour vous aider à recouvrer naturellement un sain équilibre. Il est vrai que parfois, se soigner de cette manière est un peu plus long et exigeant, car vous devez vous impliquer. Le chemin de la liberté, de la santé est peut-être parsemé de petits cailloux, mais il permet de retrouver la santé sans dépendre de quoi que ce soit. Il est parfois nécessaire d'utiliser des remèdes modernes et pharmaceutiques, votre médecin est là pour cette raison... Cependant, de nombreux problèmes peuvent être prévenus et guéris grâce à des remèdes naturels.

— Je sais que la motivation est intimement reliée au succès. C'est pourquoi je souhaite ardemment que vous persévériez jusqu'à ce que vous soyez dans une forme resplendissante. N'attendez pas d'être malade avant de changer vos mauvaises habitudes. Je vous proposerai donc des solutions qui vous feront réaliser des bénéfices rapides. Mon approche 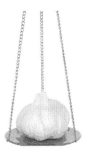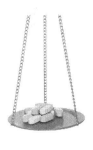 possède l'avantage de rétablir les déséquilibres qui causent des problèmes de santé. Vous réglez ainsi vos problèmes à la source. Une fois l'équilibre retrouvé, vous ne dépendez plus de rien ni de personne pour vous sentir bien et en santé.

Souriant et guilleret, vous propulsez en l'air une série de douze bleuets en les gobez tous, sans exception. La femme sourit, vous venez de vous injecter une bonne dose d'antioxydants. Vous lui souriez à votre tour de vos belles dents toutes bleues!

La facette de l'environnement

Vous avez maintenant visité les cinq facettes du cube qui sont facilement accessibles. Il vous reste à visiter la porte du dessous. Vous essayez de faire basculer le cube... sans succès. Comment allez-vous faire pour visiter la dernière facette? Le cube est gigantesque, il doit peser des tonnes!!! Mais vous ne pouvez pas abandonner! Les découvertes que vous avez faites ont déjà commencé à changer votre façon de voir les choses. Pour parvenir à avoir une vue d'ensemble de cette approche fascinante, pour découvrir le sixième membre de cette équipe si spéciale et atteindre un état de santé optimal, vous ne pouvez vous permettre de louper une facette entière! Vous vous assoyez alors sur le cube et réfléchissez...

L'image de Gwydion vous apparaît à l'esprit. Votre petite voix intérieure vous souffle : « Laissez-vous guider par votre intuition »... Mais comment Gwydion a-t-il pu communiquer avec vous de cette manière?

Soudainement, sans trop savoir pourquoi, vous avez la certitude que vous devez immédiatement retourner à la salle d'exercice physique. C'est une pulsion irrésistible. Une fois arrivé, vous ne pouvez résister à faire quelques bonds si grisants sur le trampoline. Puis, au moment ou vous êtes suspendu dans les airs, vous avez soudainement un éclair de génie. Vous amortissez votre saut et bondissez sur le plancher. Vous courez alors jusqu'au fond de la pièce et apercevez l'entrée d'un étroit tunnel. Il est à peine plus large que vous, aie! Vous prenez une grande respiration et y pénétrez, malgré les battements affolés de votre cœur qui résonnent. Vous marchez courbé, puis accroupi, pour finalement vous retrouver à ramper. Il fait de plus en plus sombre, vous avez l'impression d'étouffer. Malgré la sensation de claustrophobie qui vous assaille, vous ne voulez pas vous résigner à abandonner. Pourtant, vous êtes de moins à moins confortable. Vous ressentez la morsure de la peur dans vos tripes. Vous faites tout ce qui est en votre pouvoir pour garder le contrôle de votre cerveau et de votre corps. Ces quelques minutes vous paraissent s'éterniser.

Finalement, vous apercevez une vague lueur au loin! Votre cœur s'emballe. Vous arrivez au bout du tunnel! Génial! Vous levez la tête et vous croyez halluciner, la vue qui s'offre à vous est magnifique! Vous voyez le ciel qui est d'un bleu incroyable! D'un coté, la mer s'étend à perte de vue et de l'autre, le sommet des montagnes enneigées reflète les rayons bienfaisants du soleil. Surexcité, vous tentez de vous extirper du tunnel. Soudainement, vous apercevez une paire d'étranges mocassins faits de fibres tressées. Vous levez les yeux et vous voyez de longues jambes en contre-plongée. Vous vous sentez minuscule...

C'est alors que cet homme à la peau cuivrée vous aide à vous relever. Vous inspirez une grande goulée de ce merveilleux air salin mêlé au vent vivifiant des montagnes.

L'homme, qui affirme se nommer Wapi, vous dit d'une grave voix envoûtante :

— Les Autochtones ont vécu en harmonie avec leur milieu pendant des milliers d'années en respectant tous les cadeaux de notre Mère Terre. Un jour, un de mes ancêtres a partagé avec son peuple une prophétie inspirée d'un songe. Elle va comme suit :

« Quand le dernier arbre sera abattu, la dernière rivière empoisonnée, le dernier poisson capturé, alors seulement vous vous apercevrez que l'argent ne se mange pas.»

— Réalises-tu que l'environnement affecte ta santé physique et émotive?

— Que les couleurs, la lumière et les odeurs ont toutes un impact sur ta qualité de vie?

— Que ton environnement est riche en stimulations qui te permettent d'évoluer?

— Je t'enseignerai à prendre soin des éléments qui t'entourent afin qu'ils supportent ta santé et celle de tes proches.

— Avant de discuter avec toi, j'aimerais que tu te nettoies de tous les ions positifs dont ton corps est chargé. Tous les appareils électriques qui t'entourent génèrent ce type d'ions. Tu as déjà senti l'odeur fraîche et légère de l'air après un orage, ou lorsque tu es près d'une chute d'eau? C'est l'odeur des ions négatifs qui sentent si bon. Lorsque tu plonges dans l'eau ou que tu prends une douche, tu nettoies en quelque sorte ton corps de cette surcharge positive. As-tu déjà remarqué que lorsque tu te laves après une journée passée devant un ordinateur et entouré d'appareils électriques, tu te sens littéralement renaître? Va donc faire un plongeon dans la mer, puis nous parlerons.

Vous êtes bien content d'avoir pensé à mettre votre maillot de bain sous vos vêtements en vous habillant ce matin. Votre intuition vous a bien servi ! Vous enlevez le superflu et sautez à la mer. Quel bonheur!

En sortant de l'eau, vous vous sentez léger et détendu. L'homme vous tend alors une serviette et s'assied sur le sable, à vos côtés.

— J'aimerais t'en dire un peu plus au sujet de mon ami Gwydion. C'est un des derniers druides de son époque. Sais-tu ce qu'il préfère entre toutes choses?

— Je ne connais rien à son sujet.

— Tu as sûrement déjà lu la bande dessinée Astérix et Obélix. Tu sais donc probablement que les druides détenaient une grande connaissance des plantes médicinales et de leurs effets thérapeutiques.

— Ah! Gwydion aime faire des potions magiques, c'est ça?

— Les druides étaient les thérapeutes de leur époque. Ils écoutaient, conseillaient et encourageaient. Ils traitaient autant le corps que l'esprit. Leurs soins étaient variés. Ils utilisaient entre autres des :

o   plantes médicinales et d'autres produits naturels

o   diètes propres à diverses conditions

o   techniques respiratoires

o   exercices physiques

o   l'immersion dans l'eau chaude et l'utilisation de tentes à sudation

o   massages.

Il poursuit :

— Tu dois te demander comment ils occupaient leurs journées en plus d'inventer des potions, n'est-ce pas? Plus tu en apprendras sur les druides, plus tu voudras en savoir! Tu peux les considérer comme les sages actifs de leur époque. Ils voyaient la vie à travers les yeux d'un enfant. Ils étaient en perpétuel apprentissage et enseignaient sans rien dissimuler aux jeunes et aux moins jeunes. Ils faisaient généreusement circuler leur savoir, sans chercher à accroître leur puissance.

Ils étaient les rois de la métaphore, des contes et des analogies. Leurs enseignements étaient faits de façon amusante. C'est par le biais des contes que leur sagesse est parvenue jusqu'à nous.

Tu te demandes probablement quelles étaient leurs croyances? Voici. Les Romains nous ont rapporté qu'ils vouaient un culte à la terre. Ils enseignaient à leur communauté que les soins que nous apportons à la terre nous sont rendus au centuple. Pour les druides, la nature était divine et sacrée. Ils croyaient profondément que tout dans le monde est :

- **Interrelié** : Tout dans la nature, que ce soit les humains, les animaux, les plantes ou les roches, tous sont interreliés. Le bien-être des uns est intimement relié au bien-être des autres.

- **Vaste** : Nos actions ont des conséquences à un niveau beaucoup plus large que nous le croyons de prime abord.

- **Uni** : Nous formons un tout indissociable. Nous ne sommes pas des êtres isolés qui doivent se battre pour exister dans un monde hostile.

Je t'ai demandé plus tôt si tu sais quelle est l'activité préférée de Gwydion. Voici la réponse. Comme toi, il aime faire la fête et apprendre. Il organise des rassemblements qui se situent entre une grande fête amérindienne et un séminaire moderne. Ces évènements sont organisés en pleine nature. Ils lui permettent d'apprendre, d'enseigner et de faire la fête avec des gens passionnés. Si un jour tu as la chance d'assister à un de ces événements, tu comprendras pourquoi les gens en sortent enrichis, et pourquoi ils font part de leur expérience à tous leurs amis.

Vous réalisez que le soleil se couche sur la mer qui l'accepte en brillant. Vous devez maintenant partir, car il fera bientôt nuit. Vous dites à votre nouvel ami : « Ni kee way », ce qui veut dire « Je m'en vais à la maison » en algonquin. Vous prenez le chemin du retour, balisé par des fleurs aux parfums capiteux, riche de vos nouvelles expériences.

Le retour aux sources

Chemin faisant, vous rencontrez Gwydion. Vous avez le sentiment que vous le connaissez depuis toujours. Vous vous approchez et lui dites :

— Vous aviez raison, mon intuition m'a bien servi. Quelle journée incroyable! J'ai l'impression qu'aujourd'hui, j'ai vécu une sorte de point de bascule. Un moment charnière à partir duquel je pourrai reprendre le contrôle de ma santé, de mon cerveau, bref, de ma vie entière. J'aimerais passer plus de temps ici à apprendre à votre contact et à découvrir, mais c'est malheureusement impossible. Je suis dans le tourbillon de la vie plus souvent qu'autrement! Comment puis-je à la fois apprendre tout ce que les spécialistes enseignent, implanter des éléments de chaque facette au quotidien, et performer à chaque jour?

— J'aimerais t'aider à expérimenter la santé tout en ayant du plaisir. Cela te permettra d'éloigner la maladie, la douleur et la déprime. Ça te permettra de profiter réellement de la vie. Tu deviendras réellement un épicurien qui profitera pleinement de chaque instant en appréciant toutes les sensations et les instants de bonheur. Je souhaite que tu vives dans un état de bien-être et de vitalité.

Gwydion vous remet un livre. Vous lisez le titre : « Rendez-vous au cube de la santé ». Il sourit et ajoute :

— Cette œuvre a été écrite par deux amis; Catherine et Éric. Ils aiment étudier les génies, les gens exceptionnels, les plus grands experts de notre époque et ce, dans un grand éventail de domaines. Ils ont étudié et compris de nombreuses stratégies, comportements, outils, et façons de faire, permettant aux gens exceptionnels de vivre de grands succès et, d'accomplir de grandes choses. C'est ce qui les a conduits ici. Ils ont entre autres étudié les six personnages hors du commun que tu as rencontrés aujourd'hui.

— Ils ont séjourné plusieurs mois ici. Par la suite, ils ont voulu que leur fils Gaïa profite de leurs découvertes. Ils lui ont donc écrit un livre qui résume ce qu'ils ont appris. La palette des possibles qu'ils lui présentent, lui permettra de suivre son propre chemin, en utilisant des techniques issues des six facettes qui fonctionnent pour lui, en plus de lui apporter du plaisir et la santé.

— Ils sont d'ailleurs passés par ici cet après-midi pour faire un brin de jasette. Je leur ai parlé de notre rencontre de ce matin autour du feu. Ils ont été impressionnés par ton entrain et ta motivation à découvrir toutes les facettes du cube. Ils m'ont remis une copie du livre à ton attention. Ils t'en font cadeau. Plus tu le liras, plus tu utiliseras les conseils qu'il contient, et plus tu te sentiras fort et vibrant. Aussi, tu pourras aider les gens autour de toi à se sentir mieux et plus énergique. Tu constateras que ta vie en sera incroyablement enrichie! Alors, bonne lecture!

— Surtout, donne-moi des nouvelles de toutes les améliorations que tu observeras au cours des prochains jours et des prochains mois... Note tous ces changements positifs dans un petit cahier, ça te permettra de découvrir beaucoup de choses sur toi-même, sur tes goûts et sur ce qui te procure du bien-être et du plaisir.

— Un dernière chose avant que tu partes...

— Tu dois expérimenter, si tu désires optimiser les six facettes du cube de la santé. Sache qu'il n'y a pas de solution unique. Tout est interrelié. Tout individu affirmant qu'il possède LA solution ou LE remède est à observer de manière critique et avec distance.

— Le corps humain est d'une complexité indescriptible. Il est modelé par de nombreux éléments :

o   Par la manière dont tu respires et ta façon de bouger

o   Par ton environnement

o   Par la manière dont tu es touché et dorloté

o   Par ce que tu consommes; qu'il s'agisse de nourriture ou de liquides

o   Par ce que tu ingères tels que les produits naturels et pharmaceutiques, les produits toxiques légaux ou non....

o   Par ton état d'esprit et celui des gens qui t'entourent.

La source des défis que tu nommes souvent « problèmes », est souvent multiple. Comment un seul élément peut-il en être la source?

Si la source est multiple, la solution l'est aussi.

Expérimente des techniques provenant des six facettes. Plus tu le feras, plus tu te découvriras, et plus tu te révéleras à toi-même. Plus ta palette des possibles s'enrichira et deviendra élaborée, plus tu seras en équilibre à tous les niveaux.

Pouf! Le voilà disparu! Étrange. Pendant qu'il vous berçait par ses paroles, sans prévenir, il s'est en quelque sorte volatilisé... cependant, vous ne vous questionnez pas trop. Vous n'en êtes plus à une bizarrerie près, aujourd'hui!

Un peu étourdi par toutes ces expériences, ces sensations, ces découvertes et ces émotions, vous vous appuyez sur un arbre qui vous est fort sympathique, et laissez votre colonne glisser lentement le long de son tronc. Rapidement soulagé, vous vous retrouvez assis sur le sol. Vous fermez les yeux et relaxez. Bien bercé par le vent, vous vous endormez.

Rendez-vous au cube de la santé

Saint-Mathieu du Parc, Québec
24 juin 2009

Cher Gaïa,

Tu es en santé et tu rayonnes de joie de vivre et de bonheur. Nous éprouvons un grand plaisir à te voir apprendre, rire et t'amuser. Nous t'aimons plus que tout au monde.

C'est pour cette raison que nous t'avons écrit ce livre. Il t'aidera à rester dans cet état toute ta vie. Il t'enseignera à éviter les problèmes de santé et à te débarrasser des maladies qui croiseront ton chemin. Bienvenue sur le sentier du bonheur et de la santé!

Avec tout l'amour du monde,

Papa et Maman

Je t'ai vu mort avant de te voir vivant

Tu te souviens de l'histoire de ta naissance? Tu es né après un travail de presque 24 heures. Ça été un marathon de douleurs et d'émotions! Quand tu es finalement sorti, les médecins t'ont déposé sur une petite table près de moi. Je t'ai regardé, le temps s'est arrêté.

Le silence était assourdissant. Tu ne criais pas. Tu étais bleu et tu ne bougeais pas. J'étais convaincu que tu étais mort. Je te regardais, je regardais les médecins, je te regardais... En un instant j'ai senti le désespoir, la tristesse et l'impuissance.

Un médecin t'a mis un mini-masque à oxygène et a massé ton petit cœur avec son pouce. Cela a duré une éternité. Tu es revenu à la vie, tu as crié, tu as pleuré... et moi aussi.

On t'a mis dans un incubateur et transporté dans une autre chambre... Je t'ai suivi. Tu as serré mon doigt très fort et tu ne l'as plus lâché. Tu pleurais à en perdre le souffle. Je t'ai longtemps chanté des chansons pour te calmer et t'aider à prendre tout l'oxygène dont tu avais besoin.

Après quelques heures, tout est revenu à la normale. On t'a ensuite déposé dans les bras de ta maman. Tu as bu, tu as dormi et tu as commencé cette belle vie qui t'attend.

Tu es en bonne santé depuis ce jour inoubliable. Je touche du bois. En fait, toucher du bois n'a jamais été efficace pour moi. Je préfère partager mes connaissances, mes trucs et mes conseils avec toi.

Je t'encourage à évaluer ton état de santé régulièrement et à faire de petits gestes simples et agréables pour prendre soin de toi à chaque jour.

Je veux toujours te voir vivant à l'avenir!

Papa ☺

P.S : J'ai écris cette petite histoire seul, parce que ta maman n'était pas en position de voir quoi que ce soit quand tu es né!

Dans quel état est ta salle d'orchestre?

Es-tu déjà entré dans une salle d'orchestre en désordre? Des miettes de pain parsèment les bancs, les tapis sont souillés, des graffitis criards et agressants sont griffonnés sur les murs, et tu entends brailler toute sorte d'instruments de musique horriblement désaccordés.

Quelle ambiance! Heureusement, si tu ramasses les miettes et nettoie le tapis, l'endroit retrouvera son allure saine et propre. Si tu frottes et repeins les murs, ils retrouveront leur éclat d'antan. Si tu accordes les instruments de musique, ils se remettront à chanter. Si tu déposes des pots de fleurs çà et là, l'endroit redeviendra magique! Chaque petit changement paraît insignifiant en soi, mais c'est en les combinant qu'on fait vibrer les foules.

Pourquoi te parle-t-on de musique? C'est bien simple, ton corps est comme une salle d'orchestre. Tu ne le savais pas? Tu es malade lorsque le désordre s'installe et que l'ambiance devient sinistre. Tu es en santé quand tu es propre, que tes organes sont bien accordés et que tu entretiens un bon état d'esprit.

Et ce n'est pas tout! Notre analogie est beaucoup plus profonde et réfléchie que tu pourrais le croire, mon cher. Dans une salle d'orchestre, il faut harmoniser plusieurs éléments pour créer un spectacle exceptionnel. Il faut que ce soit beau, propre, que ça sente bon, que les instruments soient accordés, que les musiciens jouent en harmonie, et que le chef soit inspiré. De la même manière, ta santé exige que les six aspects suivants soient orchestrés :

o **L'alimentation** : La nourriture, les breuvages, etc.

o **L'environnement** : Propre, bien ordonné, sain, etc.

o **L'esprit** : Les pensées, l'attitude, les paroles, etc.

o **Les méthodes corporelles** : Les massages, l'acuponcture, etc.

o **Le mouvement** : Les sports, les exercices, la respiration, etc.

o **Les suppléments** : Les vitamines, les minéraux, les plantes médicinales, etc.

Tu dois combiner des éléments issus de chacune des facettes pour expérimenter une santé exceptionnelle. Il ne suffit pas de manger quelques choux de Bruxelles pour que la santé décide de s'installer définitivement en toi! Une bonne alimentation prend toute sa valeur dans la mesure où tu t'occupes également des cinq autres facettes.

Souviens-toi toujours que l'union fait la force!

Pour t'aider à réussir, nous t'offrons tous les trucs, les conseils, les techniques, les méthodes, les outils et les connaissances que nous avons acquis au cours des années. Pour te rendre les choses simples et faciles, nous t'avons décrit plusieurs maladies et problèmes de santé, parmi les plus communs de notre époque. Nous te présentons également des questionnaires d'autoévaluation afin que tu puisses faire le point toi-même.

Finalement, nous t'avons donné une série de recommandations très diversifiées afin que tu puisses aisément identifier, prévenir et soigner un grand nombre de problèmes de santé que tu pourrais rencontrer au cours de ta vie. De cette manière, tu as l'embarras du choix! Tu n'es pas contraint à utiliser des trucs qui te déplaisent ou qui t'emmerdent. Il faut que tu t'amuses, que tu aies du plaisir dans la vie! Ainsi, les changements seront durables, car ils ajouteront à ta qualité de vie.

Comment ce livre peut-il t'aider lorsque tu es en parfaite santé? Tu pourras consulter le chapitre sur la performance à la page 222. Tu apprendras comment optimiser ta santé et ton état d'esprit pour atteindre les objectifs que tu te fixes. Cette section te permettra de faire le plein d'énergie et d'augmenter ta vitalité, nécessaire à la réalisation de tous les projets que ton cœur t'inspire. Tu y trouveras des conseils qui t'aideront à obtenir une augmentation de salaire, te libérer plus de temps pour faire ce que tu aimes et beaucoup plus encore. Les secrets du cube de la santé sont profitables à toutes les étapes de ta vie.

Avec les nouvelles connaissances que tu acquerras, tu te sentiras bien et en contrôle de ta santé. Tu pourras même aider ceux que tu aimes à éliminer leurs petits bobos.

Une affirmation positive puissante pour déjeuner

Ton corps et ton esprit sont intimement reliés. Tu peux expérimenter cette relation de plusieurs façons :

o Quand tu as faim (corps), tu deviens impatient (esprit)

o Quand tu es stressé (esprit), tes muscles deviennent tendus (corps)

o Quand tu fais de l'exercice physique (corps), tu deviens enjoué (esprit).

Tu dois utiliser le pouvoir de ton esprit et sa relation avec ton corps. C'est essentiel pour réaliser les objectifs que tu te fixes en relation avec ta santé.

Nous te suggérons de créer une affirmation positive puissante pour chaque défi que tu souhaites relever. Tu dois ajuster ton affirmation pour la rendre la plus puissante possible. Voici comment faire :

1. **Début** : Tu énonces ton objectif de façon claire et précise. Ex : « Je ne voudrais pas avoir de surplus de poids ».

2. **Première personne du singulier et au présent** : Ton énoncé doit être à la première personne du singulier et doit être formulé au présent. Ex : « Je ne veux pas de surplus de poids ».

3. **Positif** : Ton énoncé doit être positif. Tu dois dire ce que tu veux plutôt que ce que tu ne veux pas. Ex : « Je veux perdre du poids ».

4. **Ajouter des adjectifs et des superlatifs** : Ex : « Je veux être admirablement mince, avoir un corps en santé, athlétique et équilibré ».

5. **Ajouter des chiffres et des détails quantifiables et mesurables** : Tu dois dire quand, combien, où, etc. Ex : « Je veux perdre 10 kilos avant la fin du mois de février, être admirablement mince, avoir un corps en santé, athlétique et équilibré.

6. **Associer un geste à ton affirmation** : Ce geste doit te donner de la force et de la motivation. Par exemple, tu peux serrer le poing en souriant.

7. **Ajouter « ou encore mieux » à la fin de ton affirmation**.

Le résultat final est donc « Je veux perdre 10 kilos avant la fin du mois de février, être admirablement mince, avoir un corps en santé, athlétique et équilibré ou encore mieux ».

Ton affirmation prend de la force à chaque fois que tu la répètes. Tu dois la réitérer à haute voix, avec le plus d'émotion possible, en faisant le geste que tu as choisi. Plus tu y mets d'émotion, plus l'affirmation est puissante.

Le secret de cette technique est simple… Il est ESSENTIEL de répéter ton affirmation aux moments critiques de la journée, c'est-à-dire lorsque tu te réveilles et avant de te coucher. Ton conscient et ton inconscient sont fortement connectés à ces moments critiques. C'est dans cet état que ton cerveau est le plus influençable. Il faut donc en profiter pour répéter ton affirmation trois fois plutôt qu'une!

Cette technique fait des merveilles dans les écoles et les organisations où nous l'enseignons. Elle est aussi efficace pour un objectif de santé que pour obtenir une augmentation de salaire ou une promotion. Tu peux donc t'en servir autant à la maison qu'au travail. Cette technique fait parti de la méthode des 12 pierres de la performance. Tu trouveras plusieurs autres techniques en assistant à nos conférences et en écoutant nos vidéos de la série « Expérimentez la magie de la performance » (*www.12pierres.com*).

Star de télévision à deux ans!

Tu ne t'en es certainement pas rendu compte, mais tu as eu une vie de bébé hors du commun. Avant de t'expliquer pourquoi, laisse-moi te raconter une petite histoire au sujet de ta maman.

Cat s'est passionnée pour les plantes médicinales dès sa plus tendre jeunesse. Elle a commencé à soigner des membres de sa famille aux fêtes de Noël et du Jour de l'An, lorsqu'elle n'avait que 12 ans. Imagine leurs têtes lorsqu'elle leur expliquait comment traiter leur ménopause du haut de ses trois pommes! Elle s'est mise à lire tous les livres médicaux qu'elle pouvait trouver. Elle a suivi de nombreuses formations, a fait son cours de naturopathie et de massothérapie en Espagne et a complété ses études universitaires en chimie afin de bien maîtriser le sujet.

Nous avons eu la chance de pouvoir faire beaucoup de recherches et développements dans le cadre d'une entreprise que nous avons créée. Le gouvernement québécois a d'ailleurs reconnu notre entreprise comme étant une des plus avant-gardistes dans notre industrie. Nous avons identifié deux aspects-clés à considérer dans la sélection d'un supplément alimentaire à base de plantes médicinales :

1. **Leur biodisponibilité** : Les liquides sont quatre fois mieux absorbés que les capsules et les comprimés. Les liquides agissent rapidement, c'est leur principal avantage. Nous te conseillons donc d'utiliser des produits sous forme liquide.

2. **La synergie entre les ingrédients** : Le corps humain est conçu pour absorber des aliments; des « soupes » de molécules. Ainsi, les bons « formulateurs » choisissent des plantes et des produits naturels qui sont plus efficaces ensemble que seuls. Ils peuvent ainsi

concevoir des produits performants qui agissent rapidement. Il est généralement préférable de choisir des produits qui contiennent plusieurs ingrédients fabriqués par une entreprise réputée.

Une petite note au sujet de la synergie entre les ingrédients... Penses-tu que la légendaire équipe des Canadiens de Montréal aurait pu gagner autant de coupes Stanley, si elle avait utilisé un seul type de joueur? Imagine l'équipe de 1986, formée uniquement de 20 Patrick Roy, qui devait relever le défi que représentaient les redoutables Flames de Calgary en grande finale... Crois-tu que les Canadiens auraient connu autant de succès?

Une équipe diversifiée, composée de joueurs rapides, de durs à cuire du genre armoires à glace, et d'un excellent gardien de but, sera toujours supérieure à une équipe où il n'y a qu'un seul type de joueurs. C'est la même chose pour un médicament. Un produit contenant plusieurs ingrédients actifs qui « jouent en équipe » est généralement beaucoup plus efficace qu'un produit n'en comportant qu'un seul. C'est pourquoi nous te conseillons des produits composés de plusieurs ingrédients.

Revenons à ton histoire. Alors pourquoi as-tu eu une vie de bébé hors du commun? Tu étais à peine âgé de quelques jours lorsque tu t'es retrouvé au cœur de notre entreprise. Tu venais au bureau avec nous à chaque jour, tu dînais avec les employés et tu dormais tout près de ta maman, de ta grand-maman ou de ton parrain. Tu as voyagé un peu partout dans le monde dès ton plus jeune âge. Il y a même eu un reportage de 10 minutes à ton sujet, à l'émission « Droit au cœur » animée par madame France Castel à la télévision de Radio-Canada. Tu peux le visionner sur YouTube à l'adresse suivante : *www.dolfino.tv/sgc/droit-au-coeur* .

Longue vie à ceux qui mangent beaucoup

Quoi? Longue vie à ceux qui mangent beaucoup? Est-ce une publicité pour un buffet chinois? C'est insensé! Surtout lorsque l'on sait que la seule manière de retarder le vieillissement, ce qui a été prouvée scientifiquement, est la restriction calorique!!! Eh oui, la majorité des gens vivant dans les pays industrialisés ingèrent trop de calories, ce qui les fait vieillir prématurément. En fait, nous n'avions pas fini la phrase. Longue vie à ceux qui mangent beaucoup... d'aliments différents et peu transformés. Savais-tu que 80 % de l'alimentation des Occidentaux provient uniquement de 10 aliments différents? N'oublie pas que tu « es » une salle d'orchestre. Si tu manges ainsi, c'est comme si tu essayais de faire un concert symphonique avec seulement 10 musiciens.

Selon l'Institut de la statistique du Québec, 22 %, soit presque le quart de l'apport calorique des jeunes québécois de 6 à 16 ans, se résume à deux types de ce que certains qualifient de « nourriture », soit :

o   Les sucreries : incluant les bonbons, le chocolat, les boissons gazeuses et énergétiques, etc.

o   Les patates frites ou les croustilles.

Des chercheurs américains ont confirmé que l'application du principe de **diversité**, de **variété** des aliments pouvait être associée à une meilleure santé.

Commençons par regarder les définitions qu'ils ont utilisées :

o   **Diversité alimentaire** : C'est la diversité d'aliments faisant partie d'un même groupe. Les grains céréaliers sont un bon exemple d'un groupe alimentaire: le blé, le kamut, l'épeautre, le seigle, le sarrasin, le quinoa, le riz, le maïs, etc. Une personne qui mange des céréales « muesli » le matin, consomme donc une bonne diversité d'aliments du groupe des grains céréaliers. Il en est de même pour les fruits. Si tu consommes des fruits mauves, noirs, rouges, puis des jaunes ainsi que des verts, la diversité des fruits que tu consommes est excellente. Cela te garantit une grande variété de vitamines, de minéraux, d'antioxydants et autres molécules excellentes pour ta santé.

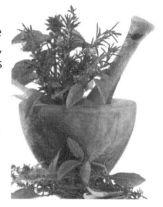

o   **Variété alimentaire** : La variété alimentaire se distingue par la diversité des groupes d'aliments consommés tels que les légumes, les fruits, les légumineuses, les fines herbes, les épices, les viandes et ses substituts, les noix, les huiles, les produits laitiers, les céréales, etc. Quelqu'un qui mange une omelette aux légumes avec du fromage et du basilic a donc une bonne variété alimentaire.

Les recherches ont démontré les bénéfices de la diversité et de la variété alimentaire. Ils ont constaté entre autres :

o   Une plus faible fréquence et intensité des maladies (ex : le rhume)

o   Une longévité supérieure à la moyenne

o   Une réduction de l'obésité chez les enfants et les adultes.

Donc, si tu adoptes une alimentation monotone et peu diversifiée, tu augmentes les risques d'être malade, de mourir jeune et de devenir obèse.

Allez, hop! Empresse-toi de mettre de la nouveauté à ton menu… et par pitié, ne fais pas juste changer de sorte de croustilles!

La pomme sur le bureau du professeur

Toutes les calories contenues dans les aliments n'ont pas toutes le même effet. Laisse-moi t'expliquer pourquoi nous brûlons plus de calories en mangeant une belle grosse pomme qu'en avalant une dizaine de frites.

Une pomme contient le même nombre de calories qu'une dizaine de frites (70 kilocalories). Tu pourrais penser qu'elles contribuent autant l'une comme l'autre à la prise de poids, mais ce serait une grave erreur de sous-estimer ainsi la pomme. Elle est beaucoup plus gentille que ça! Voyons comment ces deux aliments se distinguent.

Tout d'abord, la pomme a un indice de satiété beaucoup plus élevé que celui de la patate frite. Qu'est-ce que ça veut dire? Vois-tu, la pomme est plus efficace pour calmer l'appétit et apporter un sentiment de satiété. Elle contient des fibres, de la pectine et une grande variété de vitamines et de minéraux. De plus, elle ne se laisse pas digérer facilement, oh non! Des recherches ont évalué que le corps doit dépenser approximativement 105 kilocalories (kcal) pour avoir accès aux 70 kcal de la pomme. La dizaine de frites, elle, demande moins de 20 kcal pour libérer ses 70 kcal.

Cette foutue patate frite est peut-être délicieuse au goût mais, non seulement elle t'engraisse de ses calories « vides » très pauvres en molécules bonnes pour la santé, mais elle ne satisfait même pas ton appétit. Tandis que la douce pomme demande plus de travail à ton organisme, que ce soit au niveau de sa mastication ou de sa digestion. Elle est nourrissante et elle satisfait efficacement les « petits creux », tout en favorisant le maintien de ton poids santé.

Laissons les chiffres nous parler à nouveau. Le **gain net** approximatif en kcal pour la digestion de ces deux aliments est :

> 10 frites : = 70 kcal − 20 kcal = +50 kcal.
>
> 1 pomme : = 70 kcal − 105 kcal = -35 kcal.

La pomme procure un sentiment de satiété et permet de brûler 35 calories. Vive la pomme!

En conclusion, nous pouvons dire que : Plus tu consommeras d'aliments à valeur calorique négative, plus tu maigriras. Il est évident que ces aliments doivent toutefois être mangés sans les enrichir d'aliments vides et caloriques comme la mayonnaise, la crème fouettée ou autres « additifs » douteux pour ta santé.

Aussi, n'oublie surtout pas de consommer une grande variété de ces aliments! Le principe de la variété et de la diversité alimentaire est valable même dans ce cas précis. Alors, sort les tambours! Je te présente en grande première, quelques aliments à calories négatives... Tu remarqueras que, étrangement, ce sont tous des aliments riches en eau, en fibres, ils sont colorés et gorgés de molécules efficaces pour combattre la maladie et le vieillissement. Un grand nombre d'entre eux sont d'excellents aliments anticancéreux.

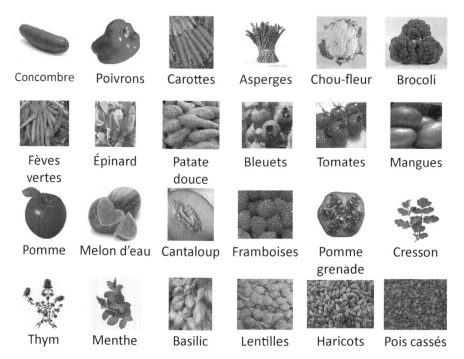

Concombre	Poivrons	Carottes	Asperges	Chou-fleur	Brocoli
Fèves vertes	Épinard	Patate douce	Bleuets	Tomates	Mangues
Pomme	Melon d'eau	Cantaloup	Framboises	Pomme grenade	Cresson
Thym	Menthe	Basilic	Lentilles	Haricots	Pois cassés

Régale-toi donc sans remord!

Sors du stade et débarrasse-toi des dards!

Il y a de la pollution partout. Les humains ont abondamment pollué l'air et la terre. Malheureusement, par ricochet, ils ont aussi déversé leurs poisons dans la nourriture et l'eau qui nous font vivre. Il y a maintenant des hormones et des antibiotiques dans la viande, des pesticides sur les fruits, les légumes et les céréales, ainsi que des métaux lourds dans les poissons... c'est triste, n'est-ce pas?

Ces toxines s'accumulent dans ton sang, ta lymphe et tes tissus. Elles peuvent s'accumuler doucement pendant plusieurs années avant que tu en ressentes les effets. Les maladies apparaissent lorsque notre corps ne parvient plus à les éliminer plus rapidement que nous les ingérons. C'est un peu comme si tu étais un taureau dans une corrida, et que les toxines te plantaient des banderilles, tels des dards dans le dos, jusqu'à ce que tu t'épuises et tombes, et qu'elles triompheraient sans joie. Sors de l'arène et débarrasse-toi des dards, ça urge!

Les toxines et les déchets de l'organisme se concentrent principalement dans le foie, les reins, les intestins et la peau. Ces organes sont responsables de l'élimination des toxines. L'intoxication peut se manifester de plusieurs manières :

- o **Par un manque d'énergie** : La solution n'est pas au dépanneur du coin dans une bouteille de Redbull®!

- o **Des yeux cernés et éteints** : Dans ce cas-ci, les crèmes de luxe ne peuvent rien contre les toxines.

- o **Une humeur pessimiste** : Les toxines sont souvent plus fortes que la seule volonté d'avoir des pensées positives.

- o **Des infections fréquentes** : Elles ne sont pas dues à la malchance.

- o **Un manque de concentration** : Les toxines détraquent ton cerveau, tout comme une flaque d'huile bousille une piste de course de Formule 1.

- o **Des problèmes digestifs** : Les toxines créent une sensation de lourdeur et de fatigue qui ne s'améliorent pas en dormant...

Ton corps n'est pas comme une assiette jetable dont tu peux te débarrasser lorsqu'elle est sale. Comment peux-tu éliminer, neutraliser ou transformer les toxines accumulées? Il faut d'abord éviter de t'intoxiquer. Prévenir vaut mieux que guérir! Ton corps commencera à se détoxiquer si tu consommes une quantité de toxines inférieure à ce que ton corps peut gérer. Si tu ne peux supprimer certaines toxines de ton environnement et de ton alimentation, tu peux favoriser leur élimination. Je te dirai comment faire plus tard dans ce livre. Pour le moment, tu dois au moins reconnaître tes « ennemis » les plus nuisibles! Ce sera un très bon point de départ.

Voici une liste partielle des aliments et autres facteurs susceptibles de provoquer une intoxication à court ou à long-terme.

- o **Aliments et boissons**
    - ◊ Les aliments raffinés tels que la farine et le pain blanc, ainsi que les aliments transformés tels les aliments prêts à manger
    - ◊ La surconsommation de sucre, de boissons gazeuses et de desserts
    - ◊ Une alimentation trop abondante
    - ◊ La consommation de gras saturés et de gras trans
    - ◊ Le mode de culture des aliments.

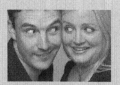 Sais-tu qu'il est possible de détecter quels fruits et légumes sont des OGM, lesquels sont biologiques et lesquels sont issus d'une culture traditionnelle? En fait, tu n'as qu'à regarder la petite étiquette autocollante qu'ils arborent ostensiblement.... Ce chiffre est international, c'est-à-dire que n'importe quelle caissière peut découvrir grâce à lui, le prix d'un aliment. En plus, tu peux savoir quel type de fruits ou de légumes tu achètes en regardant le chiffre composé de :

4 chiffres, c'est un aliment issu de la **CULTURE TRADITIONNELLE**
5 chiffres, commençant par un « 9 », **il est BIOLOGIQUE**
5 chiffres, commençant par un « 8 », **c'est un OGM**

o **Additifs alimentaires**
  ◊ Les agents de conservation alimentaire, les colorants et les saveurs artificielles
  ◊ Les insecticides, pesticides et herbicides
  ◊ Les édulcorants artificiels.

o **Médicaments** : La consommation chronique de certains médicaments et certains traitements peuvent causer des intoxications. Cela ne veut pas dire de cesser de les consommer! Seul ton médecin a le droit d'évaluer leur nécessité. Par contre, en sachant cela, tu sais que tu dois augmenter tes efforts de détoxication. Voici quelques exemples :
  ◊ La radiothérapie et la chimiothérapie
  ◊ Les antibiotiques, les anti-inflammatoires et les anovulants (pilule anticonceptionnelle)

o **Air ambiant** : La présence d'agents polluants dans l'air tels que la fumée du tabac, la poussière, les moisissures, ainsi que les solvants contenus dans la peinture sont difficiles à éviter, mais n'en sont pas mois nocifs.
o **Mauvaises habitudes** :
  ◊ Le manque d'exercice physique, une mauvaise oxygénation et un manque d'exposition au soleil
  ◊ Le surmenage intellectuel ou physique
  ◊ Le tabagisme, l'alcoolisme et la consommation de drogues
  ◊ Le manque de sommeil et de périodes de relaxation.

- ○ **Stress et conflits** :
    - ◊ Les situations problématiques et stressantes
    - ◊ Les émotions non verbalisées et vécues dans l'isolement
    - ◊ Les frustrations et les contraintes.

Note: Comme tu peux le constater, l'esprit peut, tout comme le corps, être intoxiqué et causer des problèmes de santé :

Disons qu'éviter les toxines, c'est un peu comme essayer d'éviter de se mouiller en marchant sous la pluie. On a beau avoir un imperméable, un parapluie et danser entre les gouttes d'eau, nous finissons toujours par mettre le pied dans une flaque! Heureusement, il existe de nombreuses méthodes pour se débarrasser des toxines et purifier notre organisme. Tu en trouveras une liste à la page 177.

Les patates protègent ton portefeuille

Un pickpocket ne peut voler ton portefeuille s'il a les mains pleines. Tu peux donc le neutraliser en lui collant une grosse patate verte dans chaque main. Voilà pour le cours d'autodéfense!

Les radicaux libres sont de petites molécules méchantes. Tu peux les percevoir comme étant les pickpockets du corps (avec une moustache et un masque sur les yeux, peut-être!). Ils volent des électrons (petites charges électriques) à tes cellules saines ou à des molécules utiles. Ces perturbations peuvent entraîner des mutations et des cancers. Elles peuvent aussi durcir tes artères, favoriser l'apparition de maladies dégénératives et accélérer ton vieillissement. Tu comprends maintenant pourquoi nous disons qu'elles sont méchantes?

D'où viennent donc ces radicaux libres qui nous attaquent comme ça? En fait, certains sont produits par le corps lui-même. Ce dernier est responsable de la création de plusieurs de ses propres ennemis, comme la société dans laquelle nous vivons forme plusieurs de ses propres criminels! Il y a aussi plusieurs sources externes de radicaux libres telles que les polluants, la nourriture et les rayons UV du soleil. Le stress sous toutes ses formes, favorise également l'apparition des radicaux libres. Ce sont de véritables terroristes qu'il faut combattre sans violence, à la manière du célèbre Gandhi qui a libéré l'Inde de l'impérialisme britannique.

Que peux-tu faire contre ces terribles envahisseurs? Il faut d'abord les esquiver. Éviter dans la mesure du possible le stress, la pollution, la cigarette, les rayons UV du soleil, etc. Il faut ensuite leur coller des patates dans les mains! Il faut leur fournir des électrons pour qu'ils n'aient plus envie de voler ceux des cellules saines. Ils deviennent alors stables et gentils comme des pickpockets qui ont les mains pleines de patates.

Les antioxydants sont tes alliés dans la guerre contre les radicaux libres. Ces petites molécules gentilles fournissent des électrons aux radicaux libres. Ils les empêchent ainsi d'endommager tes cellules saines. Autrement dit, ils fournissent des électrons (patates) aux radicaux libres (pickpockets) pour ne pas qu'ils les volent à tes cellules saines (ton portefeuille).

Sais-tu quel est le signe le plus apparent provoqué par les attaques des radicaux libres, trop nombreuses et intenses pour ce que le corps est capable de contrer? Sais-tu ce qui annonce que le corps perd peu à peu la bataille? Ce sont les petites taches foncées sur la peau des mains et du visage qui apparaissent en vieillissant. Les antioxydants sont donc de précieux alliés pour protéger ta beauté et ton air de jeunesse.

Les antioxydants, tout comme les chiens, ne sont pas tous égaux devant l'ennemi. Le berger allemand est bien plus efficace que le chihuahua pour éloigner les méchants. De la même façon, plus la valeur ORAC (la mesure de la capacité antioxydante d'une molécule) d'un antioxydant est élevée, plus il est efficace pour repousser la vieillesse et la maladie. La valeur ORAC indique le pouvoir antioxydant d'un aliment et sa capacité à contrer les attaques des radicaux libres. Il ne faut pas que tu oublies que la loi de la variété, de la diversité alimentaire est toujours valable!

Le tableau suivant présente la valeur ORAC de quelques aliments que tu as toujours aimés... à part peut-être les épinards qui t'ont fait grimacer la première fois que tu les as consommés. ☺

Aliment	Valeur ORAC par gramme de poids frais	Valeur ORAC
Prune	58	5 770
Pomme grenade	33	3 307
Bleuet sauvage	24	2 400
Mûre	20	2 036
Fraise	15	1 340
Épinard	13	1 260
Framboise	12	1 220
Brocoli	9	890

Comme tu peux l'observer, les fruits et légumes de couleurs vives et foncées sortent grands gagnants de la course, de même que les fruits à petits pépins.

Ils sont tous d'excellents antioxydants. Ces aliments ne sont évidemment pas les seuls à les contenir. Tous les petits fruits foncés contenant des graines, comme les haricots verts, les légumes aux couleurs vives et les épices, sont quelques exemples d'aliments qui contiennent beaucoup d'antioxydants.

Tu trouveras la liste des valeurs ORAC pour un grand nombre d'aliments sur le site : *www.dolfino.tv/sgc/orac* .

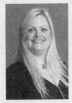
Conseil de Cat
Tu as besoin de manger environs 15 000 unités ORAC par jour pour lutter contre l'oxydation excessive. Tu dois manger des aliments qui contiennent une grande variété d'antioxydants. Rien de mieux qu'un beau mélange de couleurs dans ton assiette; noir, rouge, jaune, vert....
Mélange les fruits et les légumes en mangeant au moins une salade par jour! Le secret est dans la couleur! Si tu choisis d'utiliser un supplément d'antioxydants, assure-toi qu'il est à large spectre, c'est-à-dire qu'il contient plusieurs types d'antioxydants. Aussi, abuse sans remords des fines herbes fraîches, ce sont de réels « *médicaliments* »!

« T'es acide ou alcalin toi? »

Projette-toi dans un nouveau monde. Tu es accoudé au bar à jus au le bord de la mer. Célibataire, tu sirotes un jus de mangue et de banane en regardant les palmiers valser au vent. Une femme séduisante s'approche et te demande :

     — Dis donc, t'es acide ou alcalin toi? Tu sais, un corps trop acide te prédispose aux maladies et aux infections. L'acidité est en quelque sorte le signal biologique de la mort. En fait, le corps s'acidifie rapidement après la mort. C'est ce qui provoque la multiplication des bactéries, des levures et des moisissures qui transforment ton corps, si mignon je dois dire, en vulgaire poussière qui volera au vent un jour.

Charmante, cette dame! Une chance qu'elle a de beaux yeux. ☺ Elle conclut son opération de charme en te soufflant à l'oreille :

     — J'espère que tu fais attention, je ne voudrais pas me retrouver mariée à un homme qui ne contrôle pas son pH sanguin. Tu dois le maintenir entre 7,35 et 7,42, c'est important! Et alors, dis-moi, t'es acide ou alcalin?

Lui donneras-tu la réponse qu'elle désire entendre?

Le pH est une mesure de l'activité ou du « pouvoir » des ions d'hydrogène dissous dans le sang. Il est toujours situé entre 0 et 14. Il peut être acide (plus petit que 7), neutre (7) ou alcalin (plus grand que 7). Ce n'est pas un concept facile à expliquer sans donner un cours de chimie. Ne nous lançons pas sur cette piste. Pour l'instant, contentons-nous de dire que le pH de ton corps :

- o   influe sur ta santé
- o   est influencé par ce que tu manges

Voici quelques maladies reliées au taux d'acidité trop élevé du corps : Alzheimer, arthrite, arthrose, brûlure d'estomac, bursite, calculs rénaux et biliaires, cancer, caries dentaires, colite ulcéreuse, cystite, diarrhée, eczéma, fibromyalgie, gastrite, goutte, maladie de Crohn, maladie de Parkinson, ostéoporose, néphrite, psoriasis, rhumatisme, sclérose en plaques, syndrome de la fatigue chronique, etc.

Le mode de vie et les habitudes alimentaires occidentales ont tendance à acidifier le corps. Il devient alors un terrain propice à plusieurs maladies. C'est pourquoi les naturopathes cherchent souvent à réduire l'acidité par des suppléments alimentaires et par des changements à la diète. Ils réussissent ainsi à soigner plusieurs maladies et à en éloigner de nouvelles.

Tous les aliments et les breuvages que tu consommes ont un impact sur le pH de ton corps. Seule l'eau est neutre. Bon, je t'entends penser. Tu te dis :

— Zut! Encore quelque chose de plus à considérer quand je planifie mon repas. Quand j'ai décidé de venir sur cette terre, personne ne m'a prévenu que la vie serait si compliquée. Ça semblait pourtant si simple de venir faire un tour ici… Vu de loin, ça avait l'air d'un endroit pour jouer et se faire des amis! Alors, est-ce qu'il faut manger des aliments acides ou des aliments basiques?

La réponse officielle est : « ça dépend ». Il faut maintenir un équilibre en toute chose. Si tu agis comme à peu près 99 % de la population occidentale, tu manges trop d'aliments qui rendent ton corps acide. Tu dois donc :

- o   augmenter ta consommation d'aliments qui rendent le corps alcalin
- o   diminuer ta consommation d'aliments qui rendent le corps acide.

Est-ce que les aliments au goût acide rendent le corps acide? Pas nécessairement. Ces sont plutôt les résidus de la digestion qui ont un impact sur le pH du corps. Certains aliments génèrent des résidus acides, d'autres des résidus alcalins. Les scientifiques ont inventé l'indice PRAL (Potential Renal Acid Load) pour aider les gens à connaître l'impact qu'ont plusieurs aliments sur le pH de leur corps.

Pour te simplifier la vie, voici deux tableaux qui contiennent des aliments ayant un impact acidifiant et alcalinisant sur le corps.

Aliments Qui rendent ton corps plus acide

Type	Exemples
Fruits	Prune et rhubarbe. **IMPORTANT :** 1. **Les agrumes mûris chimiquement sont acidifiants :** ils sont pour la plupart identifiés par un autocollant à 4 chiffres (XXXX). Ce sont l'orange, la tangerine, la mandarine, le citron, le pamplemousse, la lime… 2. **Les agrumes biologiques,** soit ceux qui ont été mûris au soleil, peuvent être consommés sans aucune restriction, car ils **sont alcalinisants. Nous** les reconnaissons grâce à l'autocollant marqué d'un code à 5 chiffres débutant par le chiffre « 9 » (9XXXX)
Légumes	Asperge, chou de Bruxelles, artichaut, oignon
Condiments	Vinaigre blanc, marinade, ketchup, moutarde, vinaigrette
Épices	Poivre noir, poivre blanc, cari, clou de girofle
Boissons	Café, thé noir, boisson gazeuse, limonade, bière, vin et autres boissons alcoolisées
Viandes	Viandes rouges (bœuf, porc, agneau) Porc (jambon, saucisson, charcuterie, bacon et côtelette) Viandes froides et abats (foie, rognon, etc.) Poisson, volaille, fruits de mer En fait, les protéines sont acidifiantes…
Autre	Tous les aliments transformés contenant de la farine de blé : pain, gâteaux et pâtes alimentaires Maïs soufflé Sel Sucre Œuf

Aliments qui rendent ton corps plus alcalin

Type	Exemple
Fruits frais	Figue fraîche, banane, pomme jaune, nectarine, pêche, poire, melon, cantaloup, litchi, mûre, framboise, bleuet, raisin
Légumes	Céleri, courgette, légumes verts feuillus, laitue, brocoli, concombre, carotte, patate douce, avocat, pomme de terre avec pelure, persil, endive
Légumes et champignons orientaux	Maitake, daikin, pissenlit, shitake, kombu, reishi, nori, wakame
Céréales	Quinoa, millet, orge, sarrasin
Légumineuses	Fève de Lima, haricot, pois chiche
Fruits oléagineux	Amande, noix du Brésil, châtaigne, noix de coco, graines de citrouille, de sésame et de tournesol
Autres	L'herbe de blé Vinaigre de cidre de pomme Germination Huile végétale de première pression à froid Fines herbes, particulièrement celles qui sont fraîches, telles que le basilic, le persil, la coriandre, le thym, le romarin, l'aneth, la sarriette, le fenouil, la cannelle et le gingembre Miso et tamari Jus de légumes Thé vert Algues Kombucha aussi appelé « champignon de longue vie » (www.dolfino.tv/sgc/kombucha)

Tu as maintenant toutes les connaissances nécessaires pour faire la conversation avec les belles étrangères du nouveau monde. ☺

Veuillez m'apporter 8 sachets de sucre avec mon café svp

Imagine-tu la tête que ferait la pétillante serveuse avec qui tu as l'habitude d'échanger, à ton restaurant favori, si tu lui demandais huit sachets de sucre avec ton café du matin?

Elle risquerait de loucher et te demanderait :

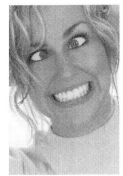

— Tu veux un peu de café avec ton sucre?

Une canette de Coca Cola de 355ml contient à elle seule **huit** cuillerées à thé de sucre, donc **40 grammes de sucre**!!! Si tu avais plutôt commandé ce matin-là un soda quelconque, la même serveuse te l'aurait servi avec le sourire et t'aurait peut-être même offert de remplir ton verre à volonté… sans frais supplémentaires, évidemment! Cette attitude est d'une logique implacable, n'est ce pas?

IN-CRO-YA-BLE!

Attention aux boissons énergétiques et aux sodas! Ils contiennent souvent plus de 8 cuillerées à thé de sucre! Lis les étiquettes, tu hallucineras littéralement! Des chercheurs de l'Université Loma-Linda en Californie ont étudié l'impact des sucres industriels sur l'efficacité du système immunitaire. Ils voulaient savoir si le sucre affaiblit nos défenses contre le rhume et d'autres infections courantes. Ils ont donc étudié l'effet du sucre sur la performance des globules blancs. Tu peux comparer ces derniers à des « Pac Man® » qui mangent des bactéries au lieu de manger des fantômes.

Ils ont constaté que les globules blancs perdent 50 % de leur efficacité dans les deux heures suivant la consommation de 100g de sucre. Cela représente une canette de cola, un bout de pain et un petit dessert… Il faut attendre environ cinq heures sans consommer de sucre pour que le système immunitaire recouvre toutes ses forces. Les globules blancs ont donc les « facultés affaiblies » à la suite d'une consommation d'aliments concentrés en sucre. Ils sont en quelque sorte complètement ivres, incapables de marcher droit… Comment pourraient-ils se défendre dans ces conditions???

La consommation moyenne annuelle des Nord-Américains est passée de 3,6 kg (8 livres) de sucre en 1930, à 49 kg (109 livres) en 1970 et à plus de 64 kg (142 livres) en 2003. **Nous consommons aujourd'hui l'équivalent de 43.9 cuillerées à thé de sucre par jour, soit 219,5 grammes!** Cela représente plus d'un kilogramme de sucre par 5 jours. C'est énorme!

Il ne faut pas oublier que, pendant des millénaires, l'homme n'a consommé que des glucides à assimilation lente comme les céréales et les sucres simples provenant des fruits et du lait. Bien qu'il soit difficile de le démontrer, plusieurs scientifiques suspectent que la consommation excessive de sucre soit reliée à l'arthrite, l'ostéoporose, l'obésité, l'anxiété, les troubles d'apprentissage chez l'enfant, l'hypoglycémie et plusieurs autres problèmes de santé.

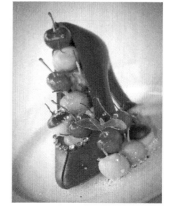

Des changements majeurs dans l'hygiène de vie de grands groupes d'humains créent souvent des problèmes majeurs de santé publique... Malheureusement, ça prend du temps... souvent plus d'une génération, soit 30 ans! Qu'en sera-t-il des OGM et autres « nouveaux » changements drastiques dans l'alimentation humaine? Ou encore, que penser des ondes électromagnétiques qui nous bombardent à longueur de journée?

J'espère que leur impact sera moins important que celui qu'a eu le sucre sur la santé des humains. Avec l'épidémie d'obésité actuelle, nos enfants mourront plus jeunes que nous. C'est vraiment déprimant... S'il-te-plaît, ne tombe pas dans le piège!

Et surtout, ne soit pas naïf, sois critique!!!

Réalises-tu que nous vivons dans un système qui favorise la consommation de sucre? La plupart des pays occidentaux offrent de généreuses subventions aux producteurs de sucre raffiné. Ça goûte bon et personne ne veut entendre parler du fait que c'est dommageable pour la santé. Par exemple, quand vient le temps de prévenir l'ostéoporose, il y a beaucoup plus d'argent investi pour nous convaincre de consommer du lait et des médicaments que pour nous encourager à réduire notre consommation de sucre, à changer notre alimentation et à faire de l'exercice physique. C'est normal, car ce n'est pas parce que les gens sont méchants, c'est seulement la nature du système capitaliste qui se manifeste ainsi. C'est à nous d'être assez intelligents pour profiter, à bon escient, des plaisirs que procure le sucre, tout en maintenant nos dents et notre santé dans un état le plus impeccable possible.

Les pouvoirs de guérison de l'hypnose

Les chamans, les pharaons et autres mystiques considèrent depuis longtemps que chaque humain est composé de trois « parties »

- « **Moi rationnel** » : on le nomme aussi « ego », « le conscient » ou « le cerveau »

- « **Jeune moi** » : certains l'appellent aussi « enfant intérieur » ou « inconscient »

- « **Grand moi** » : il a souvent été nommé « âme » ou « Conscience » avec une majuscule. C'est le moi supérieur, l'étincelle de Dieu en chaque humain.

Au-delà des considérations philosophiques et spirituelles, cette façon de voir s'est avérée d'une grande utilité dans le domaine de la santé. En effet, l'inconscient est responsable de plus de 85 % de tes comportements. Il est totalement responsable de l'effet placebo. Il dirige tes réactions, tes habitudes et tes émotions. Il est important de le connaître pour pouvoir t'en faire un allié. C'est un ami fidèle qui a le pouvoir de réduire la douleur et d'éloigner de nombreuses maladies. L'hypnose est une technique qui permet d'entrer en relation avec lui et d'activer ses pouvoirs. Oublie l'hypnose de scène où les participants font la poule! Aujourd'hui, cette technique est utilisée par les meilleurs médecins, thérapeutes et dentistes.

Voici une petite analogie pour illustrer comment fonctionnent les techniques d'hypnose.

Imagine que tu marches tranquillement dans un centre d'achats. Tu vois une jeune femme superbe mais… elle est accompagnée de ses parents. Tu aimerais bien l'inviter au cinéma, mais ses parents protecteurs ne te laissent pas l'approcher. Elle est bien malheureuse que tu ne lui adresses pas la parole et tu es frustré de ne pouvoir lui parler librement.

Tu dois utiliser une technique pour distraire les parents, le temps de parler à leur fille. Tu peux leur dire par exemple « Oh! Regardez le bel oiseau là bas! »… et transmettre ton invitation à ton âme sœur, en douce, pendant que les parents cherchent l'oiseau.

Eh bien, l'hypnose est une technique qui permet de distraire le conscient (les parents dans l'histoire) pour parler librement à l'inconscient (la belle jeune femme). Autrement dit, l'hypnose permet à l'inconscient d'émerger, de communiquer et de contribuer pendant que le conscient, toujours présent, est toutefois captivé et occupé à autre chose. Ainsi, il ne manifeste pas de résistance ni de peur face au changement. Le jeune moi est donc libre de s'exprimer et de changer pour le mieux. L'hypnose permet également de découvrir des comportements et des habitudes alternatives à ceux que l'on veut éliminer.

L'hypnose est parmi les outils de guérison les plus puissants découverts par l'Homme. Voici quelques exemples de ses capacités :

- ○ Réduire les douleurs chroniques et ponctuelles
- ○ Libérer des dépendances : nourriture, tabac, drogue, alcool
- ○ Régler des problèmes sexuels, d'argent et de relations familiales
- ○ Soigner des « patterns destructeurs » et des souvenirs douloureux
- ○ Éliminer des phobies et des peurs incontrôlables
- ○ Éloigner le stress, la déprime, les allergies et perdre du poids
- ○ Éveiller la conscience grâce aux techniques d'hypnose humaniste.

Tu trouveras un livre électronique gratuit de plus de 60 pages, « Activez vos pouvoirs de guérison avec l'hypnose », sur le site : *www.pouvoir-guerison.info* . Tu y découvriras les bases de l'hypnose, des histoires qui guérissent (réduction du stress, augmentation de la confiance en soi, gestion du poids) ainsi que trois techniques d'inductions hypnotiques. Ce livre clair et simple te permettra d'entrer en contact avec les pouvoirs de l'hypnose.

Ton ami Bob le neurone

Partons en voyage à l'intérieur de ta tête. Fais-toi tout petit et pénètre dans le monde qui occupe l'espace entre tes deux oreilles. Tu n'auras pas besoin de chercher longtemps pour rencontrer un neurone... ils sont des milliards à travailler pour toi, jour et nuit. Ces cellules, en apparence banales, sont capables de recevoir, d'analyser et de produire une quantité astronomique d'informations. Arrête-toi. Prends quelques instants pour discuter avec un neurone au visage sympathique.

Tu te présentes et lui demande son nom.

BOB : Oh mon Dieu! Que fais-tu ici?

BOB : Bob... oui, Bob... c'est mon nom!

Qu'est-ce que tu dirais de plus, si tu rencontrais ton Dieu aujourd'hui? Ton nouvel ami neurone ne sait pas non plus quoi te dire! Tu décides donc de mener la conversation.

TOI : Bonjour Bob, je suis bien content de te rencontrer. J'aimerais comprendre ce qui se passe dans ma tête, est-ce que tu pourrais répondre à quelques questions?

BOB : Quel honneur! Évidemment, je ferai tout en mon pouvoir pour vous aider.

TOI : Je communique grâce à un alphabet composé de 26 lettres. Elles permettent de former les sons qui sortent de ma bouche pour former des mots. Comment communiques-tu avec mes autres neurones et le reste de mon corps?

BOB : Nous utilisons le langage électrique pour transmettre les commandes de
base et les urgences. Par exemple, c'est utile pour dire à ta main de se retirer d'un élément brûlant de ta cuisinière.

BOB : Nous avons aussi un autre langage que nous utilisons pour les communications plus subtiles. C'est l'équivalent de ton alphabet, on lui connaît actuellement une soixantaine de lettres. Je vais t'expliquer comment il fonctionne.

Je suis capable de produire des balles de différentes formes. Pour moi, elles sont l'équivalent des sons et des mots que tu prononces. Dans ton monde, ces balles se nomment des neurotransmetteurs. Chaque forme a sa signification propre. Je communique en lançant ces balles à mes voisins. Ils les attrapent, analysent ce qu'elles veulent dire et réagissent en conséquence. Les neurones passent toutes leurs journées à jouer avec ces balles. Ce n'est pas plus compliqué que ça!

TOI : Pourrais-tu me décrire les balles que vous utilisez le plus souvent?

BOB : Je vais te faire un résumé des faits saillants puisque, comme je te l'ai dit, le langage des balles est subtil. Nous jouons majoritairement avec les balles suivantes :

Dopamine : « L'hormone de l'énergie »

BOB : Nous utilisons cette balle pour transmettre un message qui stimule le corps et le cerveau. Elle crée de l'énergie, de l'excitation et de la concentration. Nous aimons lancer cette balle quand nous sommes agréablement surpris et quand nous vivons une émotion forte. C'est pourquoi tu es plus content quand tu vois ton équipe préférée marquer un but en direct, que lorsque tu en regardes la reprise au journal télévisé. Ça explique aussi pourquoi les gens deviennent accros aux jeux d'argent et aux messages qu'ils reçoivent sur leur téléphone portable. Les gens aiment les surprises parce qu'elles stimulent les neurones à lancer des balles de dopamine. Les gens utilisent les drogues stimulantes pour reproduire l'effet de la dopamine telles la nicotine, la guaranine, la caféine, la cocaïne, bref, tous les stimulants.

GABA : « L'hormone de la relaxation et de la sociabilité »

BOB : C'est un dépresseur du système nerveux central. Nous utilisons cette balle pour calmer le corps et l'esprit. Il est utile aussi pour stimuler la sociabilité et le sens de l'organisation. Nous sommes toujours fiers quand nous arrivons à bien gérer notre utilisation de GABA. Ça t'aide à être un bon joueur d'équipe, à t'organiser et à planifier tes activités. Les gens utilisent les drogues dépressives du système nerveux pour reproduire l'effet du GABA, telle que l'alcool, les antianxiolytiques, les somnifères, les opiacés...

Sérotonine : « L'hormone du plaisir »

BOB : Nous jouons avec cette balle pour exprimer le plaisir. Nous la lançons lorsque tu vois quelqu'un d'attirant, que tu écoutes de la bonne musique ou que tu manges ton repas favori. Nous l'employons aussi pour le contrôle de l'humeur et des émotions. Quel désastre quand nous n'arrivons pas à la gérer adéquatement! Lorsque ça arrive, tu peux devenir dépressif, souffrir d'attaque de panique, d'anxiété, etc. Le cannabis, les hallucinogènes et certains antidépresseurs agissent sur le cerveau de manière à reproduire l'effet de la sérotonine.

Acétylcholine : « L'hormone de la concentration et de la force musculaire »

BOB : Dans ton monde, l'électricité circule dans des fils isolés par des gaines. Dans notre monde, l'acétylcholine joue un rôle similaire aux gaines pour permettre la transmission des signaux électriques. Elle est responsable de la qualité et de la vitesse de transmission.

Nous produisons cette balle pour deux raisons principales :

1° Nous assurer que les signaux électriques ne se dissipent pas avant d'atteindre leur destination. Ainsi, quand on envoie un message aux muscles de se contracter, ils le font et rapidement, à part de ça!

2° Augmenter la vitesse de raisonnement et d'analyse. Il favorise aussi la créativité et l'acuité intellectuelle.

On utilise certains médicaments pour reproduire l'effet de l'acétylcholine, particulièrement pour ceux qui souffrent de déficit d'attention...

TOI : Quel monde! J'ai encore une petite question, Bob. Je sais maintenant que je dois faire bien attention à vous! Vous jouez un rôle important dans mon état d'esprit et mon humeur. Je ne veux pas être dépressif ou accro à quoi que ce soit! Je dois donc connaître votre état de santé et vous aider à rétablir votre équilibre s'il est rompu. Quelle est la meilleure façon de vous aider?

BOB : Tu peux nous aider de plusieurs façons, en fait, tu peux agir sur nous en utilisant des techniques provenant de chacune des six facettes du « Cube de la santé ». Tu as l'embarras du choix! Plus le déséquilibre est important plus tu dois toucher de facettes simultanément pour retrouver l'équilibre.

Tes pensées ont une grande influence sur nous. Nous aimons quand tu as de belles idées inspirantes, ça nous donne un regain d'énergie! Pense à ce que tu veux faire, à ceux que tu aimes et sois reconnaissant pour ce que tu as... Cet état d'esprit nous fait le plus grand bien.

La nourriture joue aussi un rôle-clé. As-tu déjà vu un menuisier construire une maison sans utiliser du bois? Nous avons aussi besoin de plusieurs matériaux pour fabriquer nos balles. Tu dois ajouter des « précurseurs » de balles dans ton alimentation. Tu trouveras plusieurs suggestions dans un livre, dont j'oublie le nom... c'est quelque chose à propos d'un... cube de santé je crois. ☺

TOI : Ça me rappelle ce que disait le neurobiologiste Éric Braveman et le docteur Rodolpho Lliñas dans leur livre « Un cerveau à 100 % ». Leurs recherches ont démontré que les problèmes de gestion des « balles » des humains ont des répercussions sur tout l'organisme. Ils peuvent causer plusieurs maladies. Je dois donc identifier les problèmes et agir pour rétablir à nouveau l'équilibre. Inspiré par leurs travaux, j'ai développé un petit test d'autoévaluation.

BOB : Tu as parfaitement raison. C'est un honneur pour nous, de constater que des femmes et des hommes dédient leur vie à nous étudier! Je vais partager nos outils d'autoévaluations avec toi. Je t'invite à remplir les questionnaires suivants pour connaître la qualité de la gestion de tes neurotransmetteurs.

Produis-tu suffisamment de dopamine?

Coche les affirmations qui correspondent à ta situation.

Symptômes	☑
Je ne suis vraiment pas satisfait de ma capacité de concentration	
Je me sens épuisé et je manque d'énergie	
J'ai besoin de ma tasse de café pour me réveiller	
J'ai l'esprit lent	
J'ai des problèmes de poids depuis longtemps	
Je termine rarement ce que je commence, même si je suis de prime abord intéressé par ce que je fais	
J'ai beaucoup de difficulté à prendre de bonnes décisions	
Je n'arrive pas à me lever le matin	
J'ai tendance à la procrastination; je remets à plus tard	
J'ai souvent des rages de sucre et j'en suis dépendant	
Je constate que ma libido est en chute libre, pratiquement inexistante	
J'ai plusieurs dépendances : la cigarette, le café, le jeu, etc.	
Je me sens épuisé, vidé sans savoir pourquoi	
Les gens profitent de moi et je n'arrive pas à dire non	
J'ai besoin de beaucoup trop de sommeil. Je dors trop	
Je me trouve « mou », amorphe; je réagis peu devant la critique	
J'ai de la difficulté à assimiler de nouvelles informations… pour tout dire, je comprends vite quand on m'explique longtemps!	
J'ai récemment eu l'impression de me retrouver devant rien…	
Les gens de mon réseau doivent me dire quoi faire pour que je bouge	
Réfléchir m'est devenu très difficile	
Additionne le nombre de cases cochées pour obtenir ton résultat.	

Analyse du résultat et recommandations

De 0 à 4 : Ta production de dopamine paraît équilibrée! Bravo!

De 5 à 14 : Tu présentes quelques signes avant-coureurs d'un petit déséquilibre dans la production de dopamine. Nous te recommandons de travailler sur au moins trois facettes du cube de la santé en suivant les conseils spécifiques au manque d'énergie (voir page 149).

15 et plus : Tu présentes tous les symptômes d'une production insuffisante de dopamine. Tu es probablement fatigué et tu manques d'énergie. Tu peux compléter l'autoévaluation à cet effet à la page 149. Nous te recommandons de travailler sur les six facettes du cube de la santé en suivant les conseils spécifiques au manque d'énergie (voir page 149). Choisis pour chaque facette les techniques qui « t'allument » ou les trucs qui te paraissant agréables. Consulte un professionnel de la santé formé sur le sujet, il saura te conseiller afin de retrouver la santé rapidement.

Produis-tu suffisamment de GABA ?

Coche les affirmations qui correspondent à ta situation.

Symptômes	☑
Je suis d'humeur changeante, mes sautes d'humeur sont imprévisibles	
J'ai l'impression que, face à une situation complexe, j'oublie tout	
Je constate que mon attention fluctue sans cesse	
Je dois souvent relire un texte pour en saisir le sens	
Je me sens souvent « fatiguée avant de commencer »	
Je ne suis pas en grande forme; je me sens plutôt mal en point	
Je sens de nombreuses tensions musculaires dans mon corps	
J'ai parfois des tremblements et ils empirent avec le stress	
Je cherche souvent mes mots	
J'ai souvent les pieds ou les mains froides	
Je dis ce que je pense, tant pis pour les autres!	
J'ai tendance à être facilement stressé, à avoir le trac et à me sentir anxieux	

Je parviens à me détendre en faisant du yoga ou des étirements	
Je n'hésite pas à tromper ou à mentir pour me tirer d'un mauvais pas	
Je suis souvent épuisé, même après une bonne nuit de sommeil	
Je mange indéniablement trop	
Je me sens souvent oppressé, comme si un étau m'étouffait	
Je m'emballe et m'enthousiasme facilement.	
Je cours beaucoup, je fais plusieurs choses à la fois avec un succès mitigé	
Je suis tellement nerveux que cela nuit à ma concentration.	
J'ai l'habitude de faire du coq à l'âne; on a de la difficulté à me suivre	
J'ai l'esprit rapide, mais j'ai parfois du mal à m'exprimer	
Il m'arrive de péter les plombs, ce qui me hante par la suite	
Additionne le nombre de cases cochées pour obtenir ton résultat	

Analyse du résultat et recommandations

De 0 à 4 : Félicitations, ta production de GABA paraît équilibrée! Maintiens-la ainsi!

De 5 à 10 : Tu présentes plusieurs signes avant-coureurs d'une faiblesse dans ta production de GABA. Nous te conseillons de travailler sur au moins deux facettes du cube de la santé en suivant les conseils spécifiques relatifs au stress et à l'anxiété (voir page 208).

De 11 à 16 : Tu présentes un grand nombre de signes d'une production insuffisante de GABA. Nous te conseillons de travailler sur au moins trois facettes du cube de la santé en suivant les conseils spécifiques relatifs au stress et à l'anxiété (voir page 208).

17 et plus: Tu présentes tous les symptômes d'une production insuffisante de GABA. Nous t'invitons à compléter l'autoévaluation sur la fatigue et le manque d'énergie (voir page 149) pour déterminer si tu es candidat à l'épuisement professionnel (burnout). Nous te conseillons de travailler sur toutes les facettes du cube de la santé en suivant les conseils spécifiques relatifs au stress et à l'anxiété (voir page 208). Consulte un professionnel de la santé formé sur le sujet, il saura te conseiller afin de retrouver la santé rapidement.

Produis-tu suffisamment de sérotonine?

Coche les affirmations qui correspondent à ta situation

Symptômes	☑
J'ai un grand besoin de structure et d'organisation	
J'ai le sentiment de me retrouver devant rien; que ma vie n'a pas de sens	
Je fuis les risques; je ne désire plus en prendre	
J'adore tout ce qui est salé	
Parfois, j'ai l'impression que tout m'énerve. Je deviens très irritable	
Je souffre d'insomnie, je dors mal et je me lève fréquemment pendant la nuit	
J'ai l'impression que mon délai de réaction est plus long qu'il devrait l'être	
Je suis de nature anxieuse et stressée. J'en souffre beaucoup	
Je ne suis pas très perspicace	
J'aime rêvasser, m'évader dans mon monde imaginaire	
Je n'arrive plus à me détendre	
Je consomme régulièrement du cannabis	
Je rumine beaucoup d'idées noires	
Je suis souvent inflexible et demeure sur mes positions. Je déteste me remettre en question	
Je me sens dépressif et triste	
Je bouge beaucoup en dormant. J'ai parfois l'impression de ne pas trouver la bonne position	
Je n'ai pas beaucoup de souvenirs des choses du passé	
Je sue beaucoup la nuit	
Je pratique moins d'activité physique. Faire du sport ne me tente plus	
Si j'ai le malheur de me réveiller la nuit, je n'arrive pas à me rendormir	
Additionne le nombre de cases cochées pour obtenir ton résultat.	

Analyse du résultat et recommandations

De 0 à 5 : Tu ne présentes pas de signes d'insuffisance de production de sérotonine.

De 6 à 12 : Tu présentes quelques signes avant-coureurs d'une production insuffisante de sérotonine. Nous te conseillons de travailler sur au moins deux facettes du cube de la santé en suivant les conseils spécifiques relatifs à la dépression (voir page 129).

De 13 à 15 : Tu présentes un grand nombre de signes avant-coureurs d'une production insuffisante de sérotonine. Nous te conseillons de travailler sur au moins quatre facettes du cube de la santé en suivant les conseils spécifiques relatifs à la dépression (voir page 129).

16 et plus : Tu présentes tous les symptômes d'une production insuffisante de sérotonine. Nous t'invitons à compléter l'autoévaluation sur la dépression (voir page 129 page 132). Nous te conseillons également de travailler sur toutes les facettes du cube de la santé en suivant les conseils spécifiques relatifs à la dépression (voir page 129). Consulte un professionnel de la santé formé sur le sujet, il saura te conseiller afin de retrouver la santé rapidement.

Produis-tu suffisamment d'acétylcholine?

Coche les affirmations qui correspondent à ta situation.

Symptômes	✓
J'ai besoin de manger gras	
Je remarque que ma mémoire flanche	
Je ne fais pas attention aux sentiments des autres, on me le reproche souvent	
Je manque d'inspiration et d'imagination	
Je suis extrêmement exigeant envers moi-même; je suis conscient de mes défauts	
Je pratique peu de sports et ma force musculaire est insuffisante	
Je sens mon organisme complètement déséquilibré	
Je suis paresseux face à la pratique de sports; je manque de force physique	
Trouver une activité qui m'amuse est tout un défi; je parviens rarement à être joyeux ou heureux	
Je souffre d'insomnie	
J'ai peur que les autres me blessent; j'évite donc de parler	
Je me sens désemparé et désespéré	
J'aime mes petites habitudes; ma routine doit toujours être la même	
Je n'ai vraiment pas la mémoire des noms	
Je suis d'un naturel soumis et j'abandonne facilement	
Je me passionne rarement pour quoi que ce soit	
J'aime raconter plein de trucs aux autres, mais leurs histoires m'indiffèrent	
Je préfère agir seul plutôt qu'en groupe, surtout si c'est un groupe considérable	
Je suis plutôt pessimiste de nature	
Additionne le nombre de cases cochées pour obtenir ton résultat	

Analyse du résultat et recommandations

De 0 à 5 : Ta production d'acétylcholine paraît bien équilibrée! Bravo!

De 6 à 13 : Tu présentes quelques signes avant-coureurs d'une faible production d'acétylcholine. Nous te conseillons de travailler sur au moins trois facettes du cube de la santé, en suivant les conseils spécifiques relatifs au manque de mémoire (voir page 114).

14 et plus : Tu présentes tous les symptômes d'une production insuffisante d'acétylcholine. Nous te conseillons de travailler sur les six facettes du cube de la santé en suivant les conseils spécifiques relatifs au manque de mémoire (voir page 114). Consulte un professionnel de la santé formé sur le sujet. Il saura te conseiller afin de retrouver la santé rapidement.

Les reflets du corps

Tu es habitué de voir ton corps dans un miroir. Tu es tellement habitué que tu n'y vois rien de mystérieux. Maintenant, imagine que tu es un Amérindien du 15e siècle. Tu expérimentes pour la première fois un cadeau mystérieux appelé « miroir » que t'ont offert tes nouveaux amis Européens. Tu penseras peut-être qu'il s'agit d'un objet magique qui te permet de voir ton double dans un autre monde, ou que tu viens de retrouver ton frère jumeau perdu depuis toutes ces années!

Les guérisseurs orientaux nous ont offert des perles d'informations toutes aussi mystérieuses à nos yeux que le miroir a pu l'être aux yeux des premiers habitants d'Amérique. Ils nous ont enseigné que le corps se reflète entièrement dans les pieds, les oreilles, les mains et les yeux. Leurs méthodes de diagnostic et de traitement sont complètement différentes de celles utilisées par les médecins occidentaux. Nous avons été aussi excités de découvrir cette nouvelle façon de voir le monde, que Christophe Colomb a pu l'être en découvrant le Nouveau-Monde.

Réflexologie des pieds

Les Orientaux nous enseignent qu'il existe une correspondance entre certains points sous le pied et les organes répartis partout à travers le corps, et qu'il est possible de traiter ces organes en agissant sur le pied. Ça pourrait sembler loufoque, si ce n'était pas aussi efficace dans plusieurs situations.

La technique est facile à apprendre et agréable à expérimenter. Elle consiste à stimuler les points réflexes des pieds pour activer toutes les régions de l'organisme. Tu mobilises ainsi les processus d'autoguérison. Voici la méthode pour effectuer un traitement de réflexologie :

1. Effectuer une pression soutenue, avec le bout d'un doigt, souvent l'index ou le pouce, sur des zones ou des points réflexes situés sur ou sous les pieds. Ces zones correspondent à des organes, des glandes ou à des fonctions organiques.

2. La pression doit être maintenue au moins 10 secondes.

3. Ensuite, relâcher un peu de pression et dessiner des figures en huit « ∞ » (c'est le symbole de l'infini) avec le doigt ou le pouce.

Lorsqu'il y a un déséquilibre physiologique, les points réflexes du pied sont souvent douloureux et/ou sensibles au toucher et à la pression. Le traitement des points réflexes permet à la personne soignée, de ressentir une réduction de ses symptômes et une sensation agréable de bien-être. Après une session de réflexologie, on a l'impression de planer! Le niveau de stress chute et on se sent léger.

Cette technique s'apparente au shiatsu et à l'acuponcture. Elle ne prétend pas guérir des maux spécifiques. Pourtant, son action peut être significative, particulièrement au niveau des déséquilibres hormonaux. Elle permet d'apporter un soulagement pour un grand nombre de symptômes désagréables, tels que les problèmes intestinaux, ceux reliés au stress, à l'anxiété, aux maux de tête et au syndrome prémenstruel. Tu trouveras une vidéo de démonstration sur le site : *www.dolfino.tv/sgc/videos-reflexologie* .

Tu as peut-être déjà passé plusieurs heures devant la télévision à regarder une téléréalité ou un film avec ta copine. La vie est courte. Nous te proposons de faire une expérience qui risque d'amplifier l'agrément que tu vivras pendant ces heures de relaxation devant la télévision. Voici donc un protocole expérimental ayant pour intention et objectif une multiplication par deux du plaisir, et la création d'un momentum d'amélioration continue qui mènera à un crescendo de joie de vivre. Visons haut!

1. **Négociation** : Tu proposes à ton amie de stimuler les points réflexes de son pied pendant 15 minutes. Puis, elle doit à son tour, s'engager à stimuler les tiens pendant la même période. Une fois l'entente conclue, vous serez heureux de ne pas vous retrouver dans un loft devant les caméras d'une télé-réalité!

2. **Action** : Tu lui enlèves ses souliers et ses bas. Si ça pue, tu lui remets ses bas et tu la menaces de briser le contrat si elle refuse de se laver entre les orteils! Une fois l'hygiène de base établie, tu stimules les points réflexes de ses pieds avec ton pouce, ton index ou un objet de ton choix. Tu peux aussi lui étirer les pieds dans toutes les directions, frotter les talons et lui pincer doucement la frange du pied.

3. **Feedback ou rétroréaction** : Après 15 minutes de traitement, tu demandes à ton amie de t'expliquer ce qu'elle a apprécié, ce qu'elle a préféré, ce que tu aurais pu faire de mieux, et finalement ce qu'elle n'a pas aimé du tout et pourquoi. Maintenant, tu te prépares à recevoir le fruit de tes efforts en enlevant tes souliers, tes bas et les petites mousses entre tes orteils.

4. **Action** : Tu inspires, tu expires, tu inspires et tu profites de chaque seconde du massage qui t'est offert.

5. **Feedback** : Tu communiques ce que tu as aimé, ce qui aurait pu être mieux, etc., en arborant ton plus beau sourire; ça fait toujours plaisir.

6. **Amélioration continue** : Lors du massage suivant, ton amie et toi, devez implanter les améliorations que vous vous êtes proposées, puis vous refaites ce que vous avez aimé. Tu peux effectuer ce type d'échange avec plusieurs amis, organiser des soirées de réflexologie, tu peux aussi le faire en famille... Ça ne prend pas beaucoup de temps, ça tisse des liens, ça fait du bien, et c'est bon pour la santé. De plus, tu peux le faire en écoutant de la musique ... tu peux même prendre ton pied et te le faire toi-même!

Voici la carte du monde des pieds

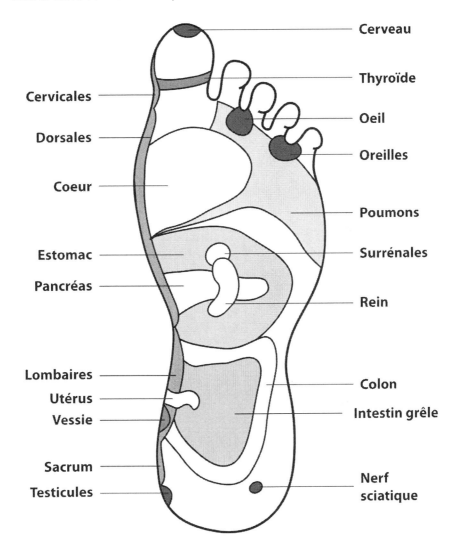

Cerveau

Thyroïde

Cervicales

Dorsales

Oeil

Coeur

Oreilles

Poumons

Estomac

Surrénales

Pancréas

Rein

Lombaires

Utérus

Colon

Vessie

Intestin grêle

Sacrum

Nerf
sciatique

Testicules

Auriculothérapie

L'auriculothérapie est une méthode thérapeutique dérivée de l'acuponcture pratiquée exclusivement dans l'oreille. Utilisée traditionnellement en médecine chinoise, la stimulation des points réflexes auriculaires effectuée à l'aide d'une aiguille, idéalement par acuponcteur compétent, mais aussi par un doigt, un aimant, un laser, mène à des résultats intéressants.

En auriculothérapie, chaque point situé sur l'oreille correspond à un organe, une glande ou un système de notre organisme. Ainsi, en stimulant certains points réflexes précis situés dans l'oreille, le corps est encouragé à se diriger vers un état de calme prédisposant au sommeil. Il s'agit d'un mécanisme réflexe.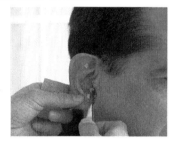

En mars 2007, des chercheurs de l'Université de Hong Kong ont conduit un essai clinique afin de relier la stimulation de points précis dans l'oreille, avec le soulagement de maux de dos appelés lombalgies. Cette étude indépendante menée auprès de 60 femmes âgées de plus de 60 ans, a démontré que la stimulation des points d'auriculothérapie spécifiques à la zone dorsale soulage la douleur lombaire.

L'auriculothérapie est aussi fréquemment utilisée pour le traitement de l'hypertension artérielle bénigne, le sevrage nicotinique et pour le soulagement de l'insomnie.

Voici quelques points utiles d'auriculothérapie à connaître

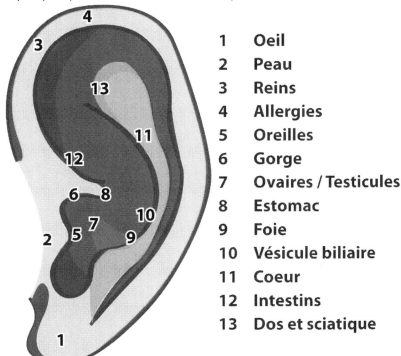

1	Oeil
2	Peau
3	Reins
4	Allergies
5	Oreilles
6	Gorge
7	Ovaires / Testicules
8	Estomac
9	Foie
10	Vésicule biliaire
11	Coeur
12	Intestins
13	Dos et sciatique

L'autoauriculothérapie est bien acceptée dans les lieux publics. Tu peux te masser les oreilles discrètement dans l'autobus, au bureau et pendant l'entracte à l'opéra. Tu peux masser tes oreilles et les zones qui les entourent pendant quelques minutes; c'est agréable et c'est bon pour ta santé. Tu peux aussi consulter un auriculothérapeute si tu veux traiter un problème spécifique. Tu trouveras un reportage sur le sujet en visitant le site : *www.dolfino.tv/sgc/videos-reflexologie* .

Le corps nous parle de sa santé

Lorsque nous discutons avec un ami, nous avons souvent l'impression que la communication se fait exclusivement par la parole. C'est complètement faux! La communication face à face est composée de mots, du ton de la voix, de la gestuelle et de plusieurs autres aspects que nous percevons souvent inconsciemment.

Pour bien comprendre son interlocuteur, il faut le regarder attentivement pendant qu'il parle. Il faut également interpréter le ton, la vitesse et les intonations qu'il utilise. Le corps recourt lui aussi à plusieurs moyens de communication pour exprimer son état de santé. Il faut bien l'observer pour le comprendre, et lui apporter les soins dont il a besoin.

Les médecins chinois, tibétains, ayurvédiques, les naturopathes et les professionnels d'autres médecines alternatives observent certains aspects du corps qui sont généralement ignorés par la médecine moderne. C'est important d'avoir conscience de ces différents éléments pour suivre l'évolution de notre état de santé. Tu pourras ainsi augmenter tes chances de détecter les problèmes rapidement, avant qu'ils ne deviennent importants.

Identification visuelle des ongles

En médecine ayurvédique, l'observation des ongles est un outil de choix pour évaluer l'état de santé d'un patient. Un ongle sain présente un aspect brillant, transparent, plus ou moins lisse et une teinte rosée.

De nombreux facteurs tels que l'état de santé et l'alimentation affectent l'aspect des ongles. Les carences alimentaires et les maladies causent un ralentissement de leur croissance, ainsi que des anomalies telles que des taches, des stries et des malformations.

Voici quelques exemples d'anomalies :

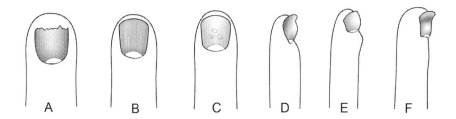

Indices traditionnellement reconnus souvent associés à un problème de santé :

Indice	Problème de santé souvent associé
A. Ongles cassants/friables	Mauvaise alimentation, carence minérale, nervosité
B. Raies longitudinales	Mauvaise absorption des nutriments, intoxication
C. Taches blanches	Déficience en calcium ou en zinc
D. Surface étagée	Malnutrition
E. Surface convexe, griffue Protubérance terminale	Cœur ou poumons fragiles ou troubles endocriniens
F. Épaississement, rugosité	Troubles de la circulation.

Lecture de la langue

En médecine ayurvédique et en médecine chinoise, l'étude de l'état de la langue et l'examen des dépôts qui la recouvrent sont des outils de diagnostic importants. Depuis toujours en naturopathie, l'apparence de la langue est considérée comme le reflet de l'état général d'une personne.

As-tu déjà remarqué que parfois, ta langue est enduite d'un truc blanc assez dégoûtant? Dans un tel cas, on dit que la langue est chargée, c'est-à-dire qu'elle est enduite d'un dépôt blanc, grisâtre ou jaunâtre. Cette couche sera plus ou moins épaisse, selon ton état de santé.

Le tabagisme, par exemple, affecte non seulement les poumons, les bronches et l'estomac, mais il peut aussi causer l'apparition de sécrétions anormales. La consommation d'alcool, les excès alimentaires, une mauvaise hygiène de vie, les médicaments, et plusieurs autres facteurs déséquilibrent l'organisme et modifient l'apparence de la langue.

Sur les schémas ci-dessous, les organes du corps sont représentés par différentes zones. Il est ainsi possible d'identifier les problèmes de santé correspondant à une zone affectée.

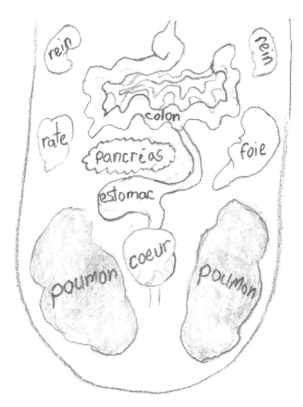

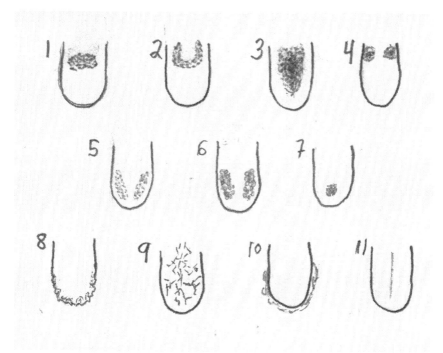

1. Excès de toxines intestines
2. Colon surchargé ou irritable
3. Présence de toxines dans tout le systéme digestif
4. Excès de toxines au niveau des reins
5. Fragilité pulmonaire - possibilité de pneumonie
6. Inflammation ou irritation bronchique
7. Système cardio-vasculaire surchargé
8. Les aliments sont mal assimilés
9. Carence alimentaire ou diréglement chronique
10. Anxiété, stress chronique
11. Épuisement du systéme nerveux

Pour améliorer l'apparence de la langue, il faut débuter par une bonne détoxication de l'organisme en général (voir la section de la détoxication). Il faut aussi prendre de bonnes habitudes telles que le brossage des dents, l'utilisation de la soie dentaire, le raclage de la langue et l'augmentation de la consommation d'eau. En plus de te donner une belle langue toute rose, ça améliorera ton haleine... et ta conjointe t'en remerciera!

Iridologie : Lecture de l'œil

L'iridologie est un outil d'évaluation et de diagnostic utilisé en naturopathie. Il permet parfois de détecter un problème avant qu'il ne se manifeste autrement. Ce n'est pas une thérapie. L'analyse détaillée de l'iris faite avec une loupe ou un agrandissement photographique, révélerait l'état de santé d'une personne, ses prédispositions à certaines maladies, ses mauvaises habitudes de vie, etc. C'est surtout cette possibilité de découvrir des faiblesses organiques avant même leur apparition, qui distingue l'iridologie des autres techniques.

L'iris gauche est relié à la partie gauche du corps et l'iris droit est relié au côté droit du corps. Tu trouveras une carte d'iridologie sur le site : www.dolfino.tv/sgc/carte-iridologie

Les professionnels en iridologie utilisent une grande loupe munie d'une lumière pour observer l'iris de manière très détaillée. Tu peux aussi observer tes iris simplement en te regardant dans un miroir bien éclairé. Leur pigmentation, leur texture, les taches et un ensemble d'autres facteurs offrent de nombreux indices sur l'état de santé d'une personne. Ces caractéristiques se regroupent en trois grandes catégories :

1. **La fermeté de la fibre qui compose la trame de l'iris** : Elle indique une bonne vitalité. Quant à lui, le relâchement de la fibre indique une perte de d'énergie.

2. **Taches, relief et couleurs** : Ils indiquent souvent des faiblesses potentielles et des maladies. L'organe ou la région du corps correspondant à ces anomalies, dépend de l'emplacement de l'irrégularité sur l'iris.

3. **Chaque organe correspond à une zone définie de l'œil** : L'organe ou la région visée dépend le l'emplacement de l'irrégularité : Les taches blanches indiquent souvent un vieillissement prématuré.

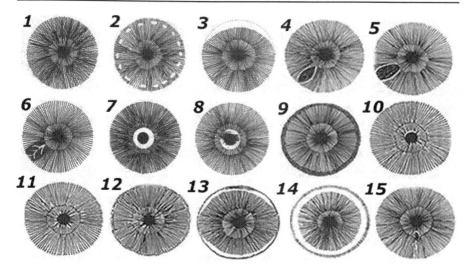

Voici quelques images d'iris et ce que chacune laisse entrevoir:

1. Intoxication nerveuse
2. Intoxication lymphatique
3. Arc de sénilité
4. Lésion close
5. Lésion ouverte
6. Lignes de guérison
7. Hypochlorhydrie : estomac
8. Hyperchlorhydrie
9. Hypoactivité cutanée
10. Capacité d'absorption
11. Tonicité nerveuse
12. Difficulté circulatoire
13. Circulation générale déficiente
14. Anneau de sodium
15. Accumulation dans l'intestin

Alors, la prochaine fois que tu rencontres une fille, regarde dans la profondeur de ses yeux pour voir si son âme est pure et digne de ta compagnie. Ensuite, tu sors ta caméra, tu la lui colles sur l'œil, et tu saisis son iris sur la pellicule... n'oublie pas de désactiver le flash! Cours ensuite à la maison, sors ta carte d'iridologie et apprends tout à son sujet. ☺

Les solutions du cube de la santé

À la recherche de la princesse amérindienne

Notre ami Ken est un aventurier allemand. Une fois terminées ses études en commerce international, il est allé travailler au Japon. Après quelques années là-bas, il a eu un rêve dans lequel il se mariait avec une princesse amérindienne. Guidé par ce songe qui l'habitait, il quitta son pays d'adoption pour la trouver et accomplir ce qui, selon lui, représentait sa destinée. Il a traversé les forêts du Venezuela, et a descendu les rivières colombiennes en canot dans l'espoir de la trouver. Las de chercher en vain la beauté de ses rêves, il s'est acheté une grande terre et un cheval au Costa Rica, près du royaume des Bri Bri, une communauté autochtone réduite à environ 20 000 membres.

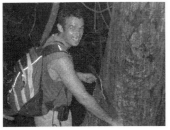

Il a construit une fermette écologique et y a cultivé des fruits et des légumes biologiques. Il a protégé le terrain contre les braconniers, et en a pris soin du mieux qu'il a pu.

Un jour, il a appris que son père était malade et qu'il devait se rendre de toute urgence en Allemagne. Il a soigné son père pendant un mois avant de retourner sur sa terre d'accueil. En arrivant près de sa fermette, il a été accueilli par un homme armé d'une carabine. Sa maison avait été squattée par cet ancien combattant des Contras du Nicaragua. Cet homme avait pris possession de sa fermette et du terrain... qu'il n'avait pas l'intention de quitter.

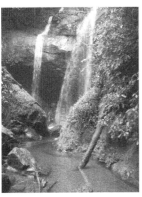

Le Costa Rica a des lois qui protègent les squatteurs, ces gens qui s'installent sur des terrains inoccupés. Plus le squatter occupe le terrain longtemps, mieux il est protégé par la loi, et plus il est difficile de l'expulser. Ken a heureusement détecté l'intrus rapidement, ce qui lui a permis de parvenir à le chasser avec l'aide des autorités locales.

La morale de cette histoire... On a beau bien manger, dormir à des heures régulières, faire de l'exercice et sourire aux passants, il arrive que la maladie s'installe sans se faire inviter. Il faut la détecter rapidement pour s'en débarrasser facilement.

Les tests d'autoévaluation que tu trouveras dans cette section, t'aideront à identifier les défis auxquels ton organisme fait face présentement. Ils ne sont pas conçus et ne devraient pas être utilisés pour poser un diagnostic médical. Le corps humain est complexe, il est important de consulter un professionnel de la santé compétent qui établira un diagnostic précis.

Comme Ken l'a appris, plus on détecte les intrus rapidement, plus on a de chances de s'en débarrasser facilement... Si seulement il avait été envahi par la princesse de ses rêves qui l'aurait attendu assise sur son perron, tenant un bouquet de fleurs, après avoir rêvé à son chevalier allemand! Un jour, nous te conterons le reste de l'histoire. Imagine-toi qu'à travers toutes ses aventures, Ken a fondé une école qui attire des gens de tous les coins du monde. Ils viennent au Costa Rica pour apprendre les techniques de guérison des chamans locaux. Certains de ces guérisseurs sont centenaires! C'est une belle histoire dont tu pourras faire partie si tu as la chance de rencontrer mon ami Ken.

P.S. Cette section contient les meilleurs trucs et conseils que nous avons pensé te transmettre, pour que tu profites d'une bonne santé toute ta vie. C'est un condensé de l'essentiel. Tu pourras approfondir tes connaissances en assistant à nos conférences « Cube de la santé » (voir *www.dolfino.tv/sgc/cube-sante*). Nous les offrons au grand public et aux professionnels de la santé. Tu pourras également utiliser notre site Web, nos vidéos et nos livres électroniques pour approfondir tes connaissances et ton savoir-faire. Voir le site : *www.dolfino.tv* .

Allergies

Problèmes Reliés : Rhume des foins (rhinite allergique), rhume simple ou de cerveau (rhinite), sinusite, allergie alimentaire, asthme, conjonctivite, inflammation de la peau, dermatite, eczéma et gastrite.

Description, origine et cause

La situation suivante t'est peut-être déjà arrivée. Totalement détendu, tu marches dans le métro en écoutant ta musique préférée. Un homme arrive derrière toi et tape sur ton épaule. Tu sursautes, te retournes vers lui sur-le-champ, en reculant des quelques pas. Ton cœur bat la chamade, tu cesses de respirer pendant quelques secondes, tes mains deviennent moites et tu peux même lâcher un petit cri aigu : aie, là!

C'est une réaction tout à fait excessive pour l'entrée en scène d'un gentil samaritain qui veut simplement te remettre ton foulard tombé accidentellement par terre!

Supposons maintenant qu'à chaque jour que le bon Dieu amène, il y a quelqu'un, pour une raison ou pour une autre, qui te fait sursauter dans le métro. Cette émotion intense fait trembler tes mains et te fait bégayer... oui, oui, bégayer pour le reste de la journée. Comment peux-tu régler ce problème? Tu pourrais acheter le réseau de métro et t'en attribuer l'usage exclusif. Bonne idée! Tu pourrais aussi réduire ta consommation de café et ralentir ta respiration pour relaxer. Là tu parles! Tu peux sûrement imaginer plusieurs trucs similaires pour régler ce problème.

Une réaction allergique est semblable à la réaction que tu as eue dans le métro. C'est une réaction anormale, inadaptée, exagérée et excessive de l'organisme, lors d'un contact avec des substances étrangères, mais inoffensives appelées « allergènes ». Ces substances sont habituellement bien tolérées. Cependant, pour une raison inexpliquée, notre système immunitaire les considère comme des ennemies.

Les substances irritantes, allergisantes et polluantes sont nombreuses autour de nous. Elles peuvent être introduites par l'air, les animaux, les meubles, les plantes, les vêtements, le tabac et bien d'autres sources.

Il faut d'abord que tu t'organises pour que les allergènes entrent le moins possible en contact avec toi. Ensuite, tu dois te mettre dans un état physique et mental pour les accepter agréablement lorsqu'ils se présentent. Tu verras comment faire dans les prochaines pages. Tu n'es pas une victime sans défense. Tu n'as pas à te résoudre à prendre des pilules telles que les antihistaminiques pour le reste de tes jours. Elles sont utiles pour l'instant, mais ne serait-il pas mieux de pouvoir t'en passer?

Tu trouveras plus d'informations sur les allergies : description, causes, symptômes et références scientifiques sur le site : *www.dolfino.tv/sgc/allergies* .

Maladies associées

Nous aimerions t'informer plus particulièrement de trois types d'allergies communes dont tu as sûrement déjà entendu parler.

Allergies alimentaires

Plusieurs aliments ont tendance à faire « sursauter » notre système immunitaire : les aliments riches en protéines, les arachides, les noix, les crustacés, les produits laitiers, les œufs et les additifs alimentaires tels que les colorants, les agents de conservation, etc. Cette réaction cause des picotements sur les lèvres et le bout de la langue, des douleurs abdominales, des ballonnements, de la diarrhée, des flatulences et parfois même des vomissements. Elles peuvent mener à un œdème de Quincke, à un arrêt respiratoire et même, dans les cas extrêmes, à la mort. Si tu souffres d'allergies à certains aliments, nous sommes certains que tu n'as aucun problème de motivation pour cesser de les manger! Bien qu'il n'existe pas de solution miracle qui fonctionne pour tout le monde, il existe cependant des solutions efficaces à ce problème. Tu les trouveras dans les prochaines pages.

Note : L'intolérance alimentaire n'est pas une réaction allergique. Elle n'entraîne pas de réaction immunitaire. Le problème vient plutôt du fait que le système gastro-intestinal est incapable de digérer ou d'absorber certains aliments ou certaines de leurs composantes. Il n'existe pas de traitement curatif contre les intolérances alimentaires. La solution est bien simple... il faut cesser de manger les aliments incriminés!

Eczéma

L'eczéma est une maladie inflammatoire de la peau. Elle est souvent causée par une réaction allergique à la suite d'un contact avec des allergènes tels que l'herbe à poux, le nickel, les produits chimiques, les produits nettoyants forts et les substances qui assèchent ou irritent la peau, les fixatifs capillaires, les colorants ou les agents de conservation dans les crèmes.

Les zones touchées par l'eczéma présentent des lésions aux contours rouges, irréguliers, enflammés et fendillés. Ces lésions sont caractérisées par de petites vésicules (cloques) irritantes, remplies de liquide qui s'écoule et forme des croûtes. Le visage, le cou, les poignets, l'extérieur et l'intérieur des coudes sont les endroits les plus souvent touchés.

Rhume des foins (rhinite allergique)

Le rhume des foins est une réaction excessive aux allergènes que l'on retrouve dans l'air, dont le pollen des arbres, certaines herbes et plantes, les moisissures, les phanères (poils, plumes, ongles, griffes, etc.), la poussière et les acariens. Cette réaction provoque souvent la contraction des voies nasales et aériennes, la dilatation des vaisseaux sanguins, un ralentissement du flux sanguin et la baisse de la tension artérielle. La personne qui en souffre a les yeux enflés et rouges, son nez est obstrué, coule et picote; le tout est accompagné de salves d'éternuements, de larmoiement, de maux de tête, d'asthme, etc.

Autoévaluation - Allergies

Complète le tableau ci-dessous pour déterminer si ton système immunitaire réagit de façon excessive lorsqu'il entre en contact avec certains allergènes.

Symptômes	☑
Crises d'éternuement fréquentes	
Écoulement nasal fréquent durant la journée	
Sensation qu'un rhume s'éternise	
Irritation nasale fréquente	
Congestion nasale fréquente	
Difficulté à respirer par le nez (nez obstrué)	
Réaction à la poussière	
Impression d'avoir moins d'odorat	
Malaise causé par la pollution atmosphérique	
Sensation d'inflammation de la muqueuse nasale	
Démangeaisons nasales	
Gêne causée par les parfums et les odeurs fortes	
Conjonctivite : inflammation de la membrane de l'œil qui devient rouge	
Rhinite répétitive : inflammation des parois nasales	
Urticaire : larges éruptions cutanées rouges, accompagnées de démangeaisons	
Eczéma : éruptions cutanées présentant des rougeurs et de fines vésicules (cloques)	
Démangeaisons ou rougeurs fréquentes de la peau	
Sommeil souvent perturbé	
Larmoiement fréquent (ne pas cocher si tu pleures souvent à cause de ton amour pour les oignons!)	
Picotement fréquent des yeux	
Sensation fréquente d'avoir du sable dans les yeux	
Additionne le nombre de cases cochées pour obtenir ton résultat	

Analyse du résultat et recommandations

De 0 à 4 : Tu ne sembles pas souffrir d'allergies.

5 et plus : Tu souffres probablement d'allergies. Bien qu'il existe des médicaments pour soulager tes symptômes, ils ne te guériront pas. Utilise-les au besoin en attendant d'être soigné adéquatement. Nous te conseillons de travailler sur les six facettes du cube de la santé en suivant les conseils spécifiques aux allergies (voir page 78). Prête une attention particulière à la facette de l'environnement.

IMPORTANT : Les allergies et l'asthme partagent plusieurs symptômes communs. Certaines crises d'asthme sont même attribuables à des allergies. Complète l'autoévaluation sur l'asthme (page page 86) pour t'aider à les distinguer.

Conseils, trucs et recommandations

Nous te conseillons de mettre en pratique les conseils de plusieurs facettes du cube de la santé en même temps. Plus tu utilises de facettes, meilleures sont tes chances de te libérer du problème.

Conseils concernant les produits naturels

- **Gemmothérapie** : Cette thérapie utilise les tissus embryonnaires des plantes tels que les bourgeons, les jeunes pousses, etc. Les bourgeons des plantes sont concentrés en principes actifs et en micronutriments qui agissent en synergie, c'est-à-dire en équipe, pour optimiser leurs propriétés thérapeutiques. Les bourgeons de cassis et de bouleau blanc sont particulièrement recommandés pour les gens souffrant d'allergies.

- **Plantes médicinales et produits naturels** : La réglisse, le pétasite et le périlla sont reconnus depuis des centaines d'années pour leur impact significatif sur la gestion des allergies. Ces plantes sont décrites sur le site : *www.dolfino.tv/sgc/info-produits-naturels* .

- **Homéopathie** : Dans le traitement des allergies et de leurs symptômes désagréables, l'homéopathie produit souvent des effets surprenants. Un homéopathe pourra te conseiller sur le remède le plus approprié. Pour les rhinites, le remède « poumon histamine 9 ch » est souvent recommandé. Les produits allium (ail) et cepa (oignon) ou arsenicum album sont recommandées pour l'écoulement nasal.

o **Naturopathie** : Le MSM (méthylsulfonyméthane) est un produit naturel efficace pour réduire la réaction inflammatoire et histaminique. De plus, étant donné que les allergies sont souvent la conséquence de l'épuisement des fonctions hépatiques (foie) et surrénaliennes (glandes / reins), nous te conseillons de faire une bonne cure de nettoyage du foie et des intestins. Les plantes telles que les racines de pissenlit et de bardane, de même que le chardon-marie sont bénéfiques à cet effet.

Conseils pour l'esprit

o **Affirmation positive** : Crée une affirmation positive puissante (voir page 39).

Conseil de Catherine
Tu seras probablement aussi surpris que je l'ai été. L'hypnose est efficace pour traiter les allergies. Après l'avoir testé à plusieurs reprises dans ma pratique, je peux te confirmer que c'est une des techniques les plus puissantes qui existent. Je m'en suis servie pour aider des gens de tout âge. Les pouvoirs de l'inconscient sont incroyables. Il faut réellement le faire pour le croire; ça vaut le coup de l'expérimenter! J'utilise une technique de nouvelle hypnose qui combine l'hypnose avec la programmation neurolinguistique (PNL).

Conseils alimentaires

o **Adopte une alimentation plus alcaline (voir page 49)** : L'acidité excessive déstabilise notre système immunitaire. Il devient alors plus prompt à déclencher des réactions responsables de symptômes allergiques. L'herbe de blé est, entre autres, un excellent alcalinisant.

o **Évite les aliments transformés** : Les aliments riches en sucres, en gras saturés, en colorants et en nitrites tel que les charcuteries, affaiblissent l'organisme. Il devient alors plus enclin à réagir exagérément à des éléments qui devraient être inoffensifs, et à causer ainsi des réactions allergiques.

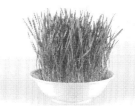

- **Adopte une alimentation vivante**. Les enzymes contenus dans les germinations, les fruits et les légumes aident à équilibrer l'organisme et à éviter qu'il s'emballe inutilement. En passant, c'est facile, rapide et agréable de faire pousser des germinations. Tu peux apprendre comment le faire en visitant le site : *www.dolfino.tv/sgc/video-germination* .

- **Augmente ta consommation d'oméga-3** : Les antioxydants alimentaires et les oméga-3 sont particulièrement importants lors de la grossesse et au cours de l'enfance, pour prévenir les allergies chez les enfants. Les huiles de poisson ainsi que plusieurs suppléments alimentaires de bonne qualité sont d'excellentes sources d'oméga-3.

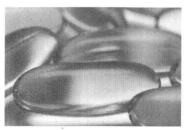

- **Augmente ta consommation de fruits et de légumes** : Ce sont d'importantes sources d'antioxydants. Une alimentation pauvre en fruits et en légumes est susceptible de te rendre plus sensible aux allergies.

Note : Nous avons écrit un livre électronique où nous présentons une méthode efficace pour composer ton menu quotidien. Il te sera alors plus facile d'intégrer les conseils proposés à ton alimentation. Ce livre est gratuit sur le site: *www.dolfino.tv/sgc/ebook-guide-alimentation* .

Conseils concernant les exercices physiques

Conseil d'Éric
Respire! Prends 15 minutes chaque jour pour respirer lentement et profondément. Le yoga offre des techniques efficaces pour libérer les allergènes de tes voies respiratoires. Tu trouveras une démonstration de la technique du soufflet (kapalabhati) sur http://sn.im/nv1wl. Ça peut sembler bizarre de respirer comme ça au début, mais ça fait tellement de bien! Je le fais régulièrement.

Conseils concernant les thérapies corporelles

- **Technique Alexander** : Nous avons tous de mauvaises habitudes, de mauvaises postures ou des automatismes qui entraînent de nombreux problèmes, tels que des maux de dos, des problèmes de souplesse, des problèmes respiratoires, de la fatigue, etc. Cette technique présente une approche globale. Elle permet de freiner consciemment la pratique d'une mauvaise habitude ou d'une posture inappropriée, afin de la remplacer par une autre plus favorable, grâce au soutien du praticien. Certaines personnes souffrant d'allergies ont observé une amélioration des symptômes grâce à cette technique. Voir la vidéo sur le site : *www.dolfino.tv/sgc/videos-techniques-corporelles* .

Conseils d'ordre environnemental

- **Aère ta maison régulièrement** : Un air stagnant cause l'apparition de mauvaises odeurs, prédispose à un taux élevé de poussière, d'acariens et autres allergènes dans l'environnement. Il faut ouvrir les fenêtres régulièrement... même en hiver!

- **Conserve un taux d'humidité optimal** : Les moisissures et autres pathogènes prolifèrent lorsque l'air est très humide. L'air trop sec est irritant pour le nez et la bouche. La solution? Comme pour bien des choses dans la vie, il faut viser le juste milieu. Un taux d'humidité de 40 à 45 % est optimal.

- **Élimine les sources d'allergènes** : Fuis la moisissure, la poussière et la fumée, les poils et les plumes d'animaux. Nettoie ton système de ventilation régulièrement et demande au propriétaire de l'immeuble où tu travailles de faire de même. Il ne veut pas? Organise une danse de protestation devant sa maison le dimanche matin!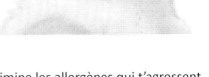

- **Installe un filtre à air ionisant** : Il élimine les allergènes qui t'agressent. C'est un bon investissement dans ta santé.

Asthme

Maladies reliées : Bronchite, maladies pulmonaires obstructives chroniques, pneumonie, emphysème et fibrose kystique.

Description, origine et cause

L'asthme est une inflammation chronique des bronches entraînant une contraction des muscles qui en commandent l'ouverture. Le passage de l'air est ainsi perturbé. Cette maladie provoque une hypersécrétion de mucus et une accumulation de liquide qui fait enfler les bronches (œdème). As-tu déjà essayé de respirer à l'aide d'une paille? Fais-le, ça te donnera une idée de ce qu'éprouve un asthmatique pendant une crise.

L'asthmatique en crise éprouve de la difficulté à inspirer et surtout à expirer. Sa toux est irritante et il ressent souvent de l'anxiété. L'air est emprisonné dans les poumons provoquant une oppression et un essoufflement, le thorax est bloqué et la respiration est accompagnée d'un sifflement caractéristique. Ça l'air terrible n'est-ce pas? Eh bien,... ça l'est!

Les crises sont un réel cauchemar. C'est pourquoi il faut identifier le problème ainsi que le ou les agents provocateurs, le plus tôt possible. Il faut aussi agir pour minimiser la fréquence des crises et réduire l'intensité des symptômes.

Symptômes

Au début de la maladie, la personne toussote souvent. Puis, devenue asthmatique, lors d'une crise, la personne ressent peu à peu une gêne respiratoire, elle se sent oppressée et essoufflée. Cette gêne se transforme peu à peu, et la respiration devient laborieuse et sifflante, accompagnée d'une toux sèche et d'essoufflement. La personne malade aura les voies respiratoires sensibles à l'air froid, à l'humidité, à la fumée, à l'exercice physique, etc. Même un fou rire peut déclencher une crise!

Maladies associées

Bronchite

La bronchite est une inflammation des voies respiratoires supérieures situées entre la trachée et les poumons. La paroi des bronches produit de grandes quantités de mucus qui déclenchent une toux persistante. La bronchite aiguë apparaît la plupart du temps après qu'un virus (grippe, rhume) ait envahi le système respiratoire supérieur. Lorsque les voies respiratoires sont infectées, elles enflent et produisent du mucus qui entrave la respiration.

La bronchite chronique, quant à elle, se caractérise par une toux produisant du mucus qui persiste pendant au moins trois mois, au cours de deux années consécutives. La cause la plus importante est le tabagisme et une exposition à certains polluants. Le patient a une toux sèche persistante, accompagnée de mucus jaunâtre ou verdâtre, provoquant souvent une congestion des poumons et une respiration sifflante. Lorsqu'on lui demande d'expirer profondément, il tousse. Les autres symptômes sont des douleurs musculaires, des maux de gorge et de la fièvre.

Autoévaluation - Asthme

Coche les cases qui correspondent à ta situation pour t'aider à déterminer si tu souffres d'asthme.

Symptômes	☑
Toux fréquente	
Sensation qu'un rhume qui s'éternise	
Sensation d'oppression dans la poitrine	
Réaction à la poussière	
Incapacité de parler pendant un effort	
Difficulté à respirer lors d'un effort	
Difficulté respiratoire causée par l'angoisse ou un choc affectif	
Gêne respiratoire en présence de pollution atmosphérique	
Difficulté respiratoire si aucun échauffement n'a été fait avant de pratiquer un sport	
Oppression causée par les parfums ou les odeurs fortes	
Sifflements des bronches et/ou des poumons	
Essoufflement rapide à l'effort	
Symptômes (rhinite, congestion) lors de périodes précises de l'année	
Symptômes (oppression, difficulté respiratoire) survenant la nuit ou lors de circonstances particulières	
Perturbations du sommeil	
Difficulté à inspirer et à expirer volontairement l'air des poumons	
Additionne le nombre de cases cochées pour obtenir ton résultat.	

Analyse du résultat et recommandations

De 0 à 4 : La vie est belle!

5 et plus : Nous te conseillons de travailler sur les six facettes du cube de la santé. Tu trouveras nos recommandations spécifiques à l'asthme à la page 86. Prête une attention particulière à la facette qui traite de l'environnement. **IMPORTANT** : Les allergies et l'asthme partagent plusieurs symptômes. Certaines crises d'asthme sont même attribuables à des allergies. Fais aussi ton autoévaluation sur les allergies (voir page 78) pour t'aider à les distinguer l'un de l'autre. Consulte aussi un professionnel de la santé pour qu'il établisse un diagnostic précis.

Conseils, trucs et recommandations

Conseils concernant les produits naturels

o **Plantes médicinales et produits naturels** : La pulmonaire, la molène, la réglisse et l'eucalyptus sont les plantes les plus connues et recommandées dans le traitement naturel des problèmes asthmatiques. Ces plantes sont décrites sur le site : *www.dolfino.tv/sgc/info-produits-naturels* .

o **Naturopathie** : Favorise une alimentation riche en sodium organique, telle que le céleri, la courgette et les pelures de pomme de terre. Utilise également des gommes-résines, en usage interne ou en inhalation. Les gommes de sapin et de pin sont particulièrement intéressantes.

Conseils pour l'esprit

o **Exercices respiratoires du Dr. Buteyko** : Ces exercices sont conçus afin de permettre une respiration plus facile, plus lente, permettant l'amélioration rapide de ta qualité de vie. Les études cliniques effectuées avec cette méthode démontrent une réduction des symptômes reliés à l'asthme, une augmentation du volume d'air respiré par minute, ainsi que la réduction de la consommation de médicaments. Tu trouveras plus d'informations sur le site : *www.dolfino.tv/sgc/buteyko* .

o **Hypnose et autohypnose** : Une crise d'asthme provoque la crispation du corps en entier, cause la réduction de la quantité d'oxygène inspirée, et suscite souvent de la panique. Il existe des techniques d'hypnose et d'autohypnose qui permettent de contrôler les crises. Consulte un hypnothérapeute qui connaît ces techniques. Demande-lui de travailler avec toi et de t'enseigner l'autohypnose. Ça te sera utile toute ta vie. Tu trouveras un livre électronique gratuit de plus de 60 pages, « Activez vos pouvoirs de guérison avec l'hypnose », sur le site : *www.pouvoir-guerison.info*

Conseil d'Éric
Pour une crise d'asthme mineure, tu peux utiliser des tambours ou un tam-tam. Le rythme cardiaque se synchronise rapidement avec le rythme des tambours. En débutant par un rythme assez rapide et en réduisant le tempo peu à peu, la crise d'asthme s'apaisera. Après avoir effectué cette technique plusieurs fois, tu pourras la reproduire en visualisation, sans tambours.

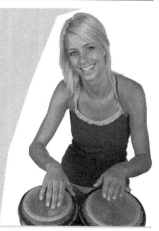

Conseils alimentaires

○ **Chlorophylle** : Consomme des aliments gorgés de chlorophylle. Ils soutiennent l'oxygénation sanguine. Tous les légumes à feuilles vertes en contiennent de même que plusieurs types d'algues.

○ **Quercétine** : L'oignon et l'ail sont riches en quercétine, un composé actif qui possède un effet antiallergique.

Conseils concernant les exercices physiques

○ **Fais travailler tes muscles** : Pratique des exercices ayant un impact profond sur les muscles. C'est le cas notamment des routines du Pilates. Visionne le reportage sur le site : *http://www.dolfino.tv/sgc/videos-exercices* .

○ **Marche rapide** : La marche rapide à l'extérieur permet d'oxygéner le système respiratoire et de maintenir une bonne santé pulmonaire. L'inactivité risque d'augmenter la sensibilité à la crise d'asthme. Il est donc primordial de bouger!

○ **Qi gong et le tai-chi** : Ces disciplines sont constituées d'exercices puissants qui stimulent et équilibrent tous les organes du corps. Nous avons une amie de 88 ans qui prend un cours de tai-chi de deux heures, trois fois par semaine. Elle est en pleine forme! Le qi gong est une pratique fascinante que nous te recommandons d'essayer au moins une fois dans ta vie. Visionne les vidéos de démonstration sur le site : *www.dolfino.tv/sgc/videos-exercices* .

- **Respiration abdominale** : Pratique au moins 15 minutes de respiration abdominale à chaque jour. L'idéal est de le faire dehors, ou devant une fenêtre ouverte. Respire lentement en gonflant ton ventre à l'inspiration et en le dégonflant à l'expiration. Tu aèreras ainsi ta maison et ton corps en même temps… d'une pierre deux coups!

- **La respiration du tao** : Cette technique est souveraine pour soulager tous les types de problèmes respiratoires. Voir le site : *www.dolfino.tv/sgc/videos-exercices* .

Conseils concernant les thérapies corporelles

- **Chiropratique** : Cette thérapie manuelle traite les douleurs lombaires et les problèmes associés à un mauvais alignement des articulations. La chiropractie rétablit surtout l'équilibre de la colonne vertébrale. Cette méthode redonne à l'organisme sa capacité naturelle d'autoguérison.

Conseil de Catherine
L'huile essentielle de pin sylvestre utilisée en inhalation, produit un effet salutaire pour les asthmatiques, que ce soit en inhalation, en application topique ou en enveloppement au niveau du thorax. Tu peux aussi insérer des feuilles d'eucalyptus dans ton oreiller… tu profiteras ainsi des bénéfices de cette plante plusieurs heures par jour!

- **Le Hammam (sauna humide) avec huiles essentielles** : Les huiles d'eucalyptus et de pin sylvestre sont particulièrement efficaces. La vapeur du hammam dégage les voies respiratoires et permet de lutter efficacement contre l'asthme, les rhumes et la toux.

Conseils d'ordre environnemental

- **Aération et humidité** : Aère toutes les pièces de ton habitation. Maintiens aussi un taux d'humidité d'environ 45 % afin de limiter l'apparition de moisissures, évitant ainsi les inconvénients reliés à une atmosphère sèche.

○ **Hygiène** : Lave tes mains régulièrement. Assure-toi aussi que ton habitation est propre. Si tu fumes… arrête. Si tu vis dans un environnement de fumeurs, demande à ces personnes d'aller fumer dehors ou joue à la cachette avec leurs paquets de cigarettes!

○ **Fuis les endroits pollués**. La cohabitation avec des usines ou toute forme de pollution intense de l'air est néfaste pour toi. Tu dois chercher une solution pour t'en éloigner au maximum.

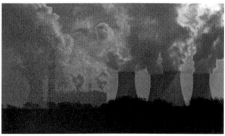

○ **Animaux, insectes et toutous:** Fais attention aux tapis, aux matelas et aux toutous. Ils sont gorgés de poussière. Nous te conseillons de les laver régulièrement à l'eau chaude savonneuse. Il faut éliminer le plus de poussière possible de ton environnement, car elle attire les acariens. Ces petites pestes sont microscopiques, mais peuvent te causer de gigantesques problèmes. Les acariens sont plus petits que les animaux, ça c'est certain… mais ils ne sont pas moins problématiques.

Andropause

Problèmes Reliés : Surpoids, Dépression, Humeur Changeante, Obésité Abdominale, Stress Chronique, Cholestérol, Consommation Prononcée D'alcool, De Cigarettes, De Marijuana Ou D'autres Drogues Et Stimulants.

Le mot andropause signifie l'ensemble des symptômes qui accompagnent une baisse du taux de testostérone chez l'homme après 50 ans. Elle est considérée comme une phase normale de la vie plutôt que comme un dysfonctionnement.

La testostérone est la principale hormone sexuelle chez les hommes… et nous savons tous à quel point le sexe est important pour eux! Les hommes connaissent une certaine baisse de testostérone entre l'âge de 40 et 65 ans. Il est fréquent qu'ils ne se « reconnaissent plus » et s'inquiètent pendant cette période.

Alors que l'andropause enlève un peu de testostérone aux hommes, ça leur permet d'apprécier ce qu'ils avaient. Puis, une fois la leçon bien intégrée, la vie leur redonne cette testostérone qu'ils aiment tant. Ils sont alors contents de retrouver leur fringant… pour ensuite découvrir le démon du midi! La vie est faite de ces petits rebondissements tous aussi intéressants les uns que les autres. ☺

L'andropause peut paraître banale quand les symptômes sont légers, mais elle peut causer de nombreux problèmes sérieux. Il ne faut pas prendre les symptômes qu'elle provoque à la légère, surtout lorsqu'ils incluent la dépression.

Tu sais, vers la cinquantaine, quand un homme devient irritable, qu'il a besoin de plus de sommeil, qu'il n'est plus motivé et que sa libido est affectée, il est possible que ces symptômes aient un impact sur sa vie sociale, professionnelle et amoureuse. Voilà pourquoi il est important de les reconnaître et d'être conscient que cette situation est temporaire et normale. Il faut aussi être proactif, afin de minimiser ces inconvénients. Lorsque tu seras en couple et que tu traverseras cette période de ta vie, nous espérons que ton épouse sera aussi compréhensive que tu le seras lorsqu'elle sera dans sa ménopause.

Origine, cause et symptômes

L'andropause est parfois difficile à identifier. Elle s'installe graduellement, car la baisse du taux de testostérone peut s'échelonner sur plusieurs années. C'est l'une des raisons qui explique que le « problème » est difficile à identifier... Un changement rapide est évident, mais un changement lent est souvent imperceptible et se fait souvent assimiler à une nouvelle « normalité. ». L'homme peut alors croire qu'être fatigué, démotivé et moins dynamique au lit, fait définitivement partie de sa vie, alors que rien n'est plus faux! Non seulement cette condition est temporaire, mais ces symptômes peuvent être pratiquement éliminés en changeant quelques habitudes... Les symptômes de l'andropause sont vagues tels que :

1. Humeur changeante et irritabilité
2. Réduction du niveau de motivation
3. Fatigue persistante et baisse d'énergie
4. Diminution de la libido
5. Érection moins vigoureuse et moins fréquente
6. Réduction de la masse musculaire
7. Augmentation de la graisse abdominale
8. Apparition d'un état dépressif ou d'insomnie
9. Transpiration excessive

Tu trouveras plus d'informations : description, causes, symptômes, références scientifiques sur l'andropause, sur le site : *www.dolfino.tv/sgc/andropause* .

Maladies associées

Hypertrophie bénigne de la prostate

La prostate est une glande de la taille et de la forme d'une châtaigne, qui entoure l'urètre. Ce dernier est un canal qui évacue l'urine et qui transporte le sperme pendant l'éjaculation. Elle est située sous la vessie, devant le rectum.

Dès la quarantaine, le volume de la prostate tend à augmenter (hypertrophie de la prostate). Ce « grossissement » peut devenir problématique lorsque la prostate comprime l'urètre et fait pression sur la vessie. Dans ce cas, l'homme doit uriner de plus en plus souvent, même la nuit. Plus il fait des efforts pour uriner, plus la masse de la prostate bloque l'ouverture de l'urètre. L'urine séjourne plus longtemps dans la vessie parce qu'elle n'est jamais totalement vidée. C'est ainsi qu'augmente le risque d'infection de la vessie et des reins.

Autoévaluation - Andropause

Ce formulaire d'autoévaluation permet de déterminer si un homme est en andropause.

	Symptômes	Oui	Un peu	Non
1	Diminution des activités ou manque d'énergie			
2	Diminution de la performance au travail			
3	Diminution de la force physique ou de l'endurance			
4	Érections moins fréquentes et moins vigoureuses			
5	Baisse du désir sexuel			
6	Réduction de la masse musculaire			
7	Augmentation des « poignées d'amour »			
8	Difficulté à perdre la graisse abdominale			
9	Diminution des performances sportives			
10	Transpiration excessive			
11	Diminution de la pilosité			
12	Fatigue persistante affectant la libido			
13	Irritabilité et humeur changeante			
14	Anxiété, tristesse ou état de déprime, de lassitude			
15	Impression de moins profiter de la vie qu'auparavant			
16	Endormissement après le repas du midi ou insomnie			

Résultat

Nombre total de « oui » multiplié par 2 : _____
Nombre total de « un peu » : _____
Grand total : _____

Analyse du résultat et recommandations

De 0 à 4 : La vie est belle!

De 5 à 15: Il y a plusieurs signes de baisse hormonale. La vie est belle quand même, mais il faudrait travailler sur au moins quatre facettes du cube de la santé pour que l'homme en andropause retrouve tout son entrain.

16 et plus : Tous les symptômes de l'andropause sont là! Il faut travailler sur les six facettes du cube de la santé... un petit effort qui donnera des bénéfices fort agréables, autant de jour que sous les couvertures la nuit!

IMPORTANT : On ne peut affirmer qu'il y a andropause sans avoir répondu oui à la 4ᵉ question. Si plus de la moitié du total des points proviennent des 5 dernières questions, nous te conseillons de faire l'autoévaluation sur la dépression à la page 129.

Conseils, trucs et recommandations

Conseils concernant les produits naturels

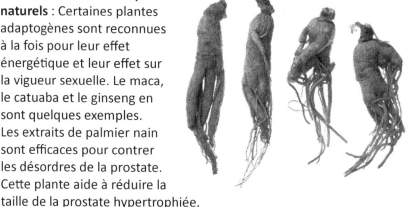

○ **Plantes médicinales et produits naturels** : Certaines plantes adaptogènes sont reconnues à la fois pour leur effet énergétique et leur effet sur la vigueur sexuelle. Le maca, le catuaba et le ginseng en sont quelques exemples. Les extraits de palmier nain sont efficaces pour contrer les désordres de la prostate. Cette plante aide à réduire la taille de la prostate hypertrophiée, permettant par ricochet de régulariser le fonctionnement des organes sexuels, incluant la fermeté de l'érection. Ces plantes sont décrites sur le site : *www.dolfino.tv/sgc/info-produits-naturels* .

○ **Acides gras essentiels** : Certaines huiles de première pression à froid sont conseillées aux hommes en andropause. Les huiles de citrouille, de poisson et de lin sont particulièrement intéressantes. Elles sont très efficaces pour prévenir et traiter, entre autres, l'hypertrophie bénigne de la prostate.

○ **Naturopathie** : Le pollen d'abeille est un produit naturel traditionnellement conseillé pour l'andropause.

○ **Les minéraux trace, les minéraux et les oligoéléments** : Il est fréquent que les hommes en andropause souffrent de carence en minéraux. Le déséquilibre hormonal qu'ils subissent réduit l'absorption de ces molécules, ils doivent donc en consommer en plus grande quantité. Heureusement, tu pourras observer rapidement l'effet bénéfique de ce type de supplément. Ton niveau d'énergie augmentera rapidement et tu te sentiras beaucoup mieux. Idéalement, il faut consommer ces suppléments sous une forme liquide. Il est également préférable de choisir des minéraux et des oligo-éléments chélatés, parce que la molécule des minéraux est entourée de fragments de protéines pour en faciliter l'absorption.

Conseils pour l'esprit

- **Affirmation positive** : Crée une affirmation positive puissante (voir page 39)
- **Autohypnose** : Cette technique permet d'utiliser les pouvoirs de l'inconscient pour réduire les symptômes de l'andropause. L'apprentissage de cette technique permet de découvrir comment contrôler plusieurs symptômes désagréables, comment favoriser l'équilibre hormonal et réduire ainsi les inconforts. Tu trouveras un livre électronique gratuit de plus de 60 pages, « Activez vos pouvoirs de guérison avec l'hypnose », sur le site : *www.pouvoir-guerison.info* .

Conseil de Catherine

Retrouve un souvenir durant lequel tu étais énergique, enthousiaste et gonflé à bloc. Ferme les yeux et respire profondément. Revis ce merveilleux moment en imagination, avec tous tes sens en éveil. Perçois les couleurs, entends les bruits et la musique, sens les odeurs, ressens les émotions. Tu dois maintenant « ancrer » ce souvenir dans ton corps. Lorsque ta visualisation sera la plus « vivante » possible, exerce une forte pression du pouce sur ton poignet gauche. Et voilà, tu viens d'associer ton souvenir merveilleux à une pression du pouce sur ton poignet. Tu pourras dorénavant te servir de ce geste pour soutenir ton corps et réduire les inconvénients reliés à l'andropause. Plus tu te serviras de ce truc, plus il sera puissant. Essaie!

- **Exercices respiratoires** : Inspire lentement et profondément, retiens ton souffle pendant 5 secondes, puis expire lentement. Ne fais pas de pause entre l'expiration et l'inspiration. Ton abdomen doit participer à la respiration, c'est-à-dire qu'il doit se gonfler et se relâcher au même rythme que ta respiration. Cet exercice permet de hausser le niveau d'énergie et de stimuler le métabolisme glandulaire.

Conseils alimentaires

- **Réduis ta consommation de viande** : Évite de consommer la viande d'animaux ayant consommé des hormones et/ou des antibiotiques. Cela inclut la plupart des viandes telles que le bœuf, le poulet et le porc qui ne sont pas issues de l'agriculture biologique. En effet, les animaux « industriels » sont souvent traités aux antibiotiques afin de prévenir l'apparition de maladies et d'infections. Cette pratique est courante, étant donné la densité des élevages et l'hygiène de vie que l'on fait subir à ces animaux. Ils reçoivent également souvent des injections d'hormones de croissance dans le but d'accroître la productivité et d'augmenter les profits. Ces substances ont évidemment des répercussions négatives sur l'équilibre hormonal des gens qui consomment cette viande. Les recherches indiquent que certains produits chimiques contribuent à l'apparition de la puberté précoce chez les filles. Si elles ressentent les effets des hormones après à peine 10 ans de vie, imagine-toi l'effet sur un homme de 50 ans qui aime les barbecues!

o **Réduis le sucre** : Diminue ta consommation d'aliments contenant des sucres rapides tels que les gâteaux, les tartes, les boissons gazeuses, etc.

o **Augmente la consommation de pépins de citrouilles et d'huile lin** : Ces deux ingrédients sont de précieux alliés de l'homme en andropause. Ils sont excellents dans les salades et les plats crus.

Conseils concernant les exercices physiques

o **Exercice** : Fais des exercices de musculation, des poids libres, de l'entraînement aux machines dans un gymnase ou à la maison, de la marche nordique, etc. L'activité physique stimule ta production naturelle de testostérone. Tu seras ainsi plus en forme et plus performant.

o **Sports** : Pratique un sport qui exige concentration et effort physique, il va sans dire que le golf en voiturette ne fonctionne pas. Ton cerveau augmentera sa production du messager chimique « dopamine », qui est un des responsables de ton niveau d'énergie. Tu stimuleras ainsi ton métabolisme.

Conseils concernant les thérapies corporelles

o **Sauna finlandais et hammam**: On a pu constater que les hommes qui utilisent régulièrement le sauna ou le hammam, éprouvent moins de symptômes lors de l'andropause que ceux qui ne le font pas. L'exposition à la chaleur et la sudation semblent jouer un rôle positif sur à la régularisation hormonale. C'est sans conteste une forme de thérapie qui joint l'utile à l'agréable.

o **Acuponcture** : L'acuponcture permet de régulariser la sécrétion hormonale et de rééquilibrer le corps énergétiquement. Tu trouveras une vidéo de démonstration sur le site : *www.dolfino.tv/sgc/videos-techniques -corporelles* .

Conseils d'ordre environnemental

o **Portables, Wi-Fi (réseau informatique sans fil) et autres sources de champs électromagnétiques** : Il a fallu une génération, soit plus de 30 ans, avant que les scientifiques et les médecins reconnaissent la nocivité de l'usage de la cigarette pour la santé. On suspecte maintenant les champs électromagnétiques d'avoir des impacts négatifs à long terme sur le corps humain. Nous te recommandons donc de ne pas porter ton téléphone portable dans ta poche de pantalon, soit exactement vis-à-vis de la prostate et d'un organe fort important pour toi, et de le tenir loin de ton lit quand tu dors. Débranche aussi ton réseau sans fil (Wi-Fi) et autres sources de champs électromagnétiques avant de te coucher. Un appareil nommé Gaussmètre permet d'évaluer ces champs. Cet appareil permet de mesurer l'intensité des champs électromagnétiques. C'est avec cet appareil que nous nous sommes rendue compte que notre micro-ondes nous bombardait d'ondes électromagnétiques quand nous passions devant lui. Tu te souviens ce que nous avons fait? Exit le micro-ondes!

Déminéralisation et carences vitaminiques

Problèmes reliés : Ostéoporose, carie dentaire, épuisement professionnel, crampes, fractures et nervosité.

Nous portons tous en nous presque tous les éléments présents sur notre planète. C'est comme s'il y avait une petite planète terre en chacun de nous. Certains éléments, comme l'eau et le carbone, y sont présents en grande quantité. D'autres éléments, tels le fer et le magnésium, sont présents en plus faible quantité. Nous pouvons donc constater qu'il existe bel et bien un parallèle entre ton corps et ta planète.

Les Amérindiens disent : « Ce que l'on fait à la terre on se le fait à soi-même ». Les fruits et légumes sont souvent cueillis avant qu'ils ne soient mûrs. Ils sont ensuite mûris artificiellement avec des produits chimiques tels que l'éthylène. Nous cultivons nos aliments de façon intensive en monoculture. Nous utilisons des engrais chimiques dérivés du pétrole. Nous expérimentons aussi avec des organismes génétiquement modifiés (OGM) et bientôt avec des clones.

Notre nourriture est souvent transformée, altérée, congelée, surgelée, pasteurisée... Il est aujourd'hui difficile d'obtenir tous les nutriments nécessaires à notre alimentation. Désormais, nous devons être proactifs, afin de nous assurer que nous donnons à notre organisme tout ce dont il a besoin pour être en bonne santé.

Tu sais, les gens dépensent des fortunes pour acheter des shampoings et des crèmes, dans l'espoir de demeurer éternellement jeunes, beaux et attirants. Ils seraient peut-être mieux avisés d'allouer une partie de ce budget, à implanter les conseils et les trucs que nous te donnons dans cette section. La beauté vient d'abord et avant tout de l'intérieur!

Voici une autre petite analogie. Tu as une famille, des amis, des connaissances, et tu connais des tas de gens par le biais des médias. C'est ton petit monde à toi. Tu as des amis pour aller au cinéma, d'autres pour faire du sport, et tu engages un bon menuisier quand tu veux construire la charpente de ta maison.

Il en est de même pour ton corps. Pour lui, ses amis sont des petites molécules sympathiques. Ses amis les minéraux servent de catalyseurs aux réactions biologiques. Ils lui permettent de maintenir un bon équilibre acide/base. Ils lui permettent aussi de régulariser le volume sanguin et de maintenir l'équilibre fragile de l'eau dans les tissus corporels. Ils sont présents dans chaque cellule de ton corps, tout particulièrement dans les dents, les ongles, les os, les muscles et les cellules nerveuses. D'autres amies, les vitamines, sont responsables de milliers de processus physiologiques; de la gestion du stress à la santé cardiaque, en passant par la qualité de l'humeur. La carence en vitamines peut être dramatique pour ton corps et pour ton cerveau.

Qu'arrive-t-il si tu perds les amis avec lesquels tu pratiques un sport? Les chances sont grandes que tu arrêtes d'en faire et que ta santé en souffre. Qu'arrive-t-il si ton corps manque de certaines vitamines et minéraux? Il est vraisemblable qu'il devra lui aussi cesser certaines activités, telles que le contrôle de l'eau dans la peau de ton visage, et l'apparition des rides qui en découle, ainsi que le contrôle de tes nerfs, au grand dam de tes proches.

Quelqu'un souffrant de déminéralisation pourra voir ses cheveux tomber, présenter des taches blanches sur ses ongles et montrer un visage d'une pâleur excessive. En prime, il souffrira de grippes et de rhumes fréquents. De plus, il arrive très souvent de voir le niveau d'énergie diminuer radicalement.

Tu trouveras plus d'informations sur la déminéralisation et les carences en vitamines : description, causes, symptômes, références scientifiques sur le site : *www.dolfino.tv/sgc/carences* .

P.-S. : Une petite note à propos de la biodisponibilité... Tu sais peut-être que les femmes, quelques jours après leurs menstruations, manquent souvent de fer. Est-ce que tu les as déjà vues manger des clous faits de fer? Cette solution ne vaut rien, bien sûr! Le fer contenu dans un clou est inorganique, c'est-à-dire qu'il n'est pas assimilable par le corps. C'est le cas de la plupart des minéraux disponibles sur le marché. Ils sont faits à partir de minéraux inorganiques tels les lactates, le gluconate, le malate, etc. Nous te conseillons d'utiliser des minéraux associés à des acides aminés « chélatés ». Les minéraux sont infiniment mieux absorbés sous cette forme.

Pour te donner une idée, un minéral inorganique est souvent absorbé à moins de 5 %! Cela veut dire que l'autre 95 % est inutilisable. Quel gaspillage incroyable! Tous les minéraux ne sont donc pas égaux. Les minéraux organiques quant à eux peuvent être absorbés jusqu'à 90 %. Hallucinant comme différence, n'est-ce pas?

Maladies associées

Ostéoporose

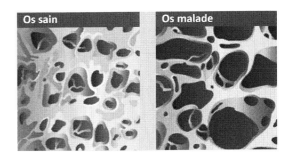

L'ostéoporose est une maladie le plus souvent asymptomatique (sans symptômes apparents) du squelette. Elle se caractérise par une perte de la masse osseuse. Elle entraîne une telle fragilité des os, que même un éternuement peut causer une fracture. Les os deviennent poreux, spongieux et légers. Les fractures surviennent surtout à la colonne vertébrale, aux poignets et aux hanches. Chez certaines personnes âgées, le dos se courbe et la taille diminue.

Cette maladie atteint surtout les femmes après la ménopause. Puisque l'ostéoporose ne s'accompagne d'aucun symptôme, seules les douleurs osseuses ou les fractures indiquent la présence de la maladie. À partir de 45 ans, il est fortement conseillé de consulter un médecin qui prescrira un test de tomodensitométrie qui permettra, en calculant la densité osseuse, de détecter la maladie plus rapidement. Il existe également d'autres tests médicaux qui sont parfois offerts gratuitement à la pharmacie. Renseigne-toi.

Les facteurs suivants augmentent le risque de souffrir d'ostéoporose :

- o les changements hormonaux tels que ceux de la ménopause
- o pour la femme : l'absence des menstruations pour une période de plus de 6 mois, excluant la grossesse
- o pour l'homme : la production insuffisante de testostérone
- o l'utilisation de certains médicaments
- o la génétique : les gens dont les parents en sont atteints
- o le vieillissement naturel : après 40 ans, nous perdons annuellement 1 % de notre masse osseuse. Cette perte s'accélère pendant les premières années de la ménopause, jusqu'à 3 à 5 % par année
- o l'immobilité et la maladie
- o le manque d'activité physique
- o le régime alimentaire faible en calcium, en vitamine D et/ou en phosphates
- o la consommation excessive d'alcool, de tabac et de produits contenant de la caféine, tels que le thé, le café et certaines boissons gazeuses.

Autoévaluation - carence en calcium / magnésium

Indique l'intensité devant chaque symptôme, selon l'échelle suivante :

0 = jamais, 1 = occasionnellement, 2 = souvent, 3 = régulièrement

Symptômes	Évaluation	Symptômes	Évaluation
Insomnie		Maux de dents fréquents	
Tics nerveux		Nerfs et muscles irritables	
Nombreuses caries		Ongles fragiles et cassants	
Tremblement		Odeur corporelle forte	
Sensibilité au bruit		Douleurs aux articulations	
Menstruations abondantes, douloureuses ou trop longues		Crampes aux pieds et aux orteils	
Anxiété, nervosité		Douleurs et crampes musculaires	
Goût prononcé pour le sel		Crampes aux mollets durant le sommeil ou à la suite d'exercices physiques	
Spasmes musculaires		Nervosité ou irritabilité	

Additionne les différentes évaluations pour obtenir ton résultat :

Analyse du résultat et recommandations

De 0 à 9 : Faible possibilité d'une carence en calcium/magnésium.

De 10 à 19 : Possibilité d'une légère carence en calcium/magnésium. Travaille sur trois facettes du cube de la santé de ton choix, en te concentrant sur l'alimentation et les produits naturels. Tu trouveras nos conseils dans les prochaines pages. Tu peux refaire ton autoévaluation régulièrement pour constater ta progression.

20 et plus : Tu as définitivement une carence en calcium/magnésium. Travaille sur les six facettes du cube de la santé. Tu trouveras nos conseils dans les prochaines pages. Tu peux refaire ton autoévaluation régulièrement pour constater ta progression.

Conseil pour éviter les carences : Favorise les aliments riches en calcium organique tels que les amandes, les graines de sésame et les crucifères tels que : chou, brocoli, chou-fleur, panais, navet, etc. Les aliments crus, entiers et non transformés doivent être privilégiés.

Autoévaluation - Carences en oligoéléments

Les oligoéléments sont des éléments minéraux purs, présents en faible quantité dans l'organisme. On en décompte plus de 74. Ils participent à des milliers d'activités biochimiques essentielles à la santé. Pour vérifier si tu as des carences en oligoéléments, coche les cases qui s'appliquent à ta situation, et observe les instructions suivantes :

Symptômes	☑
Diminution de la flexibilité	
Perte d'élasticité tissulaire : augmentation des rides	
Sentiment de vieillir trop vite	
Difficulté à maintenir ou à perdre du poids	
Réduction du sens olfactif : diminution de la perception des odeurs	
Déséquilibres hormonaux : thyroïde, prostate, ménopause et menstruations douloureuses	
Prise de suppléments de calcium sans résultat apparent	
Diminution du goût des aliments; tout devient fade	
Spasmes musculaires aux bras ou aux jambes	

Manque de vigueur et de force musculaire	
Apparition de douleurs musculaires	
Réduction de l'audition	
Immunité faible : rhumes, grippes ou infections	
Santé fragile, faiblesse ou convalescence	
Diminution de la résistance à l'effort	
Fragilité ou taches blanches sur les ongles	
Faiblesse accompagnée de transpiration excessive	
Mauvaise odeur corporelle ou buccale	
Réduction des capacités cérébrales et de raisonnement	
Difficulté à relaxer	
Périodes de déprime fréquentes	
Problèmes nerveux récurrents : insomnie, irritabilité, confusion et vertige	
Douleurs généralisées ou fibromyalgie	
Syndrome du canal carpien	
Additionne le nombre de cases cochées pour obtenir ton résultat	

Analyse du résultat et recommandations

De 0 à 5 : Tu présentes peu ou pas de signes de carences en oligoéléments. Tout est beau !

De 6 à 10 : Tu présentes quelques symptômes de carences en oligoéléments. Travaille sur au moins trois facettes du cube de la santé de ton choix, en te concentrant sur les produits naturels, pour en retirer des bénéfices rapidement. Tu trouveras nos conseils dans les prochaines pages.

De 11 à 17 : Tu présentes plusieurs symptômes de carences en oligoéléments. Travaille sur au moins quatre facettes du cube de la santé de ton choix, en te concentrant sur les produits naturels, pour en retirer des bénéfices rapidement. Tu trouveras nos conseils dans les prochaines pages. Tu peux refaire l'autoévaluation régulièrement, pour noter l'évolution de tes résultats.

18 et plus : Tu présentes tous les symptômes de carences en oligoéléments. Travaille sur toutes les facettes du cube de la santé, en te concentrant sur les produits naturels et l'alimentation, pour en retirer des bénéfices rapidement. Tu trouveras nos conseils dans les prochaines pages. Tu peux refaire l'autoévaluation régulièrement, pour noter l'évolution de tes résultats. Il sera aussi important que tu consultes un professionnel de la santé.

Autoévaluation - Carences en vitamines

Les vitamines ne peuvent être synthétisées par l'organisme. Elles doivent être obtenues par le biais de l'alimentation ou par des suppléments de vitamines. Pour vérifier si tu as des carences en vitamines, coche les cases qui s'appliquent à ta situation, et à observe les instructions ci-dessous.

Il faut additionner les résultats des tableaux A et B pour connaître le verdict.

Mode de vie	☑
Consommation de peu ou d'aucun légume vert cru	
Consommation de viande plus de cinq fois par semaine	
Consommation régulière de fruits ou de légumes en conserve	
Consommation régulière de thé, de café, d'aliments ou de boissons sucrées	
Consommation quotidienne d'un verre ou plus d'alcool ou de bière	
Tabagisme direct ou indirect telle la fumée secondaire	
Ajout systématique de sel dans ton assiette	
Végétarisme	
Prises d'antibiotiques plus de deux fois par année	
Exercices : moins de 1 h 30 ou plus de 4 heures par semaine	
Lieu de travail ou de résidence en milieu urbain ou près d'une autoroute	
Travail exigeant	
Temps de repos presque inexistant	
Additionne le nombre de cases cochées pour obtenir ton résultat.	

Tableau A

Symptômes	✓
Fatigue, léthargie, manque ou baisse d'énergie et faiblesse	
Insomnie ou hypersomnie	
Nervosité, anxiété et état dépressif	
Problèmes de mémoire et de concentration	
Troubles de l'appétit : appétit excessif ou perte d'appétit	
Troubles ou baisse de la vue	
Infections fréquentes : rhume, grippe, cystite, bronchite, etc.	
Maladies de la peau : acné, eczéma, psoriasis, etc.	
Peau grasse ou sèche	
Difficulté à cicatriser et présence de lésions cutanées	
Ecchymoses (bleus) même lors de chocs minimes	
Lèvres gercées ou fissurées aux commissures	
Présence prématurée de cheveux blancs ou de pellicules	
Fragilité des vaisseaux capillaires : saignements de nez ou des gencives	
Syndrome prémenstruel	
Ménopause et postménopause	
Additionne le nombre de cases cochées pour obtenir ton résultat.	

Tableau B

Grand total : Tableau A + Tableau B = _____

Analyse du résultat et recommandations

De 0 à 5 : Tu sembles avoir toutes les vitamines dont tu as besoin. Super!

De 6 à 12 : Tu présentes des signes de carences vitaminiques. Travaille sur au moins trois facettes du cube de la santé de ton choix, en te concentrant sur les produits naturels et l'alimentation, pour en retirer des bénéfices rapidement. Tu trouveras nos conseils dans les prochaines pages. Suis ces recommandations pendant au moins deux mois. Tu peux refaire l'autoévaluation régulièrement pour noter l'évolution de tes résultats.

13 et plus : Tu présentes de grands signes de carences vitaminiques. Travaille sur toutes les facettes du cube de la santé, en te concentrant sur les produits naturels et l'alimentation, pour en retirer des bénéfices rapidement. Tu trouveras nos conseils dans les prochaines pages. Suis ces conseils pendant au moins trois mois. Tu peux refaire l'autoévaluation régulièrement pour noter l'évolution de tes résultats.

Autoévaluation - Carences en vitamines du groupe B

Les femmes sont les plus susceptibles de souffrir de carences en vitamines B. Ces dernières sont essentielles au bon fonctionnement du système nerveux, de la gestion du stress et de l'équilibre psychologique. Les femmes de plus de 35 ans sont particulièrement à risques. Le fait que le corps ne peut stocker ces vitamines rend les carences d'autant plus fréquentes.

Vérifie cette possibilité en indiquant l'intensité devant chaque symptôme, selon l'échelle suivante :

0 = jamais, 1 = occasionnellement, 2 = souvent, 3 = régulièrement

Symptômes	Éval.	Symptômes	Éval.	Symptômes	Éval.
Dépression		Hyperactivité		Faiblesse musculaire	
Dermatite		Langue rouge		Perte de mémoire	
Confusion		Cheveux gras		Manque de flexibilité	
Nausée		Langue enflée		Perception de points noirs devant les yeux	
Ongles pâles		Langue violacée		Mauvaise coordination	
Vertige		Pouce sensible		Palpitations cardiaques	
Fatigue		Étourdissement		Sensibilité aux mollets	
Insomnie		Pupille dilatée		Acné lors des menstruations	
Irritabilité		Urine verdâtre		Commissures des lèvres irritées	
Nervosité		Peau fine et lisse		Sensation de brûlure aux mains et aux pieds	
Langue lisse		Désordre mental		Gerçures aux mains et aux lèvres	
Cataracte		Œdème (enflure) des pieds		Manque ou perte d'appétit	
Soubresaut		Engourdissement		Ulcérations dans la bouche	
Yeux rouges et irrités		Manque d'énergie		Peau du visage qui pèle	
Pouls rapide		Perte de cheveux		Langue douloureuse	
Conjonc-tivite		Manque de vitalité		Manque de concentration	

Additionne les différentes évaluations pour obtenir ton résultat : _____

Analyse du résultat et recommandations

De 0 à 9 : Tu présentes peu ou pas de signes d'une carence en vitamines du groupe B. N'oublie pas que le corps ne peut stocker ces vitamines. Il est donc important que tu conserves tes bonnes habitudes alimentaires.

De 10 à 19 : Tu présentes quelques signes d'une carence en vitamines du groupe B. Travaille sur au moins deux facettes du cube de la santé de ton choix, en te concentrant sur les produits naturels, pour en retirer des bénéfices rapidement. Tu trouveras nos conseils dans les prochaines pages. Suis ces recommandations pendant au moins un mois. Tu peux refaire l'autoévaluation régulièrement pour noter l'évolution de tes résultats.

De 20 à 24 : Tu présentes un grand nombre de signes d'une carence en vitamines du groupe B. Travaille sur au moins quatre facettes du cube de la santé de ton choix, en te concentrant sur les produits naturels et l'alimentation, pour en retirer des bénéfices rapidement. Tu trouveras nos conseils dans les prochaines pages. Suis ces recommandations pendant au moins trois mois. Tu peux refaire l'autoévaluation régulièrement, pour noter l'évolution de tes résultats.

25 et plus : Tu présentes tous les symptômes d'une carence en vitamines du groupe B. Travaille sur toutes les facettes du cube de la santé, en te concentrant sur les produits naturels et l'alimentation, pour en retirer des bénéfices rapidement. Tu trouveras nos conseils dans les prochaines pages. Suis ces recommandations pendant au moins trois mois. Tu peux refaire l'autoévaluation régulièrement pour noter l'évolution de tes résultats.

P-S. Tu présentes de nombreux symptômes... notre cœur s'inquiète! Nous te conseillons de consulter rapidement un professionnel de la santé.

Conseils, trucs et recommandations

Conseils concernant les produits naturels

○ **Plantes médicinales et produits naturels** : La prêle des champs et surtout le bambou sont riches en silice. Ils possèdent la propriété d'augmenter la fixation du calcium dans les os. Ces plantes sont décrites sur le site :
www.dolfino.tv/sgc/info-produits-naturels .

IMPORTANT : Les suppléments de vitamine B liquides ont un impact immédiat sur le système sanguin. Plus ton métabolisme est lent, plus l'impact est important. La vitamine B_3 (niacine) sous forme liquide agit particulièrement rapidement. Elle peut provoquer un « flash de niacine » quelques minutes après l'absorption. Tu pourrais alors ressentir une sensation de chaleur, des picotements et des rougeurs au visage et ailleurs sur ton corps. Ne t'inquiète pas, cette réaction est normale et absolument sans danger. Tu verras que la réaction disparaît dès que ton système sanguin retrouve sa vigueur. Tu peux minimiser le « flash de niacine » en réduisant la dose, et en t'assurant de consommer le produit en mangeant.

o **Gemmothérapie** : Les extraits de bourgeons de certains arbres possèdent des propriétés médicinales exceptionnelles. Les bourgeons d'orme, de pin et de séquoia sont des choix judicieux. Cette approche est basée sur le fait que les bourgeons, les embryons de la plante, posséderaient certaines propriétés thérapeutiques supérieures à celles des diverses parties de la plante mature. Ils contiennent de fortes concentrations d'éléments actifs comme des phytohormones, des oligoéléments, des vitamines, des minéraux, etc.

o **Apithérapie** : Les produits provenant de l'abeille sont reconnus pour leur richesse en nutriments essentiels. La gelée royale est un « super aliment » Elle permet à la reine des abeilles qui ne mange que cette nourriture, de vivre plus de 4 ans, comparativement à 2 ou 3 mois pour les abeilles ouvrières, privées de cet aliment 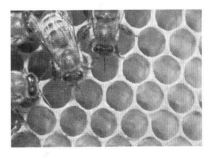 merveilleux. Le pollen est également bénéfique. Ces produits sont fortement recommandés pour enrichir ta diète.

o **Consommation d'algues et de produits de la mer** : Les algues laminaires et le lithothamnium (petite algue calcaire) sont des produits efficaces pour combattre l'ostéoporose et aider à minéraliser le corps.

Conseils pour l'esprit

o **Dors!** Le manque de sommeil nuit à l'absorption adéquat des vitamines et minéraux et à leur fixation

o **Mange lentement et sans stress**. Évite de lire ou d'écouter la télévision en mangeant. Ton corps pourra ainsi mieux absorber les nutriments contenus dans tes aliments

o Relaxe! : Le stress exige beaucoup de ressources de l'organisme. Les vitamines B sont particulièrement sollicitées en ces circonstances.

Conseils alimentaires

○ **Mange des fines herbes** : De nombreuses fines herbes agissent de manière positive sur le système digestif. Elles sont excellentes dans les salades et dans de nombreux mets. Il ne faut surtout pas lésiner sur la menthe, le basilic et la coriandre... Ils sont tellement succulents!

○ **Adopte une grande variété d'aliments** : Fais-tu partie de ces gens pour qui 80 % de l'alimentation est composée de seulement 10 aliments différents? Il est important de varier les aliments que tu consommes, tant par leurs couleurs, leurs textures et leurs goûts.

○ **Évite les aliments acidifiants** : Ces aliments déminéralisent ton corps. Il est donc important de réduire ta consommation de viande, de farines raffinées, de sodas, d'alcool, de sucreries et autres aliments transformés. Tu trouveras la liste des aliments acidifiants et alcalifiants à la page 49.

○ **Privilégie les aliments riches en minéraux** : Consomme des bananes (potassium et magnésium), du kiwi (magnésium), des agrumes et des baies (calcium). Les légumes à feuilles apportent des quantités intéressantes de magnésium, de potassium, de fer, de cuivre et de calcium. Les grains entiers et les légumineuses sont aussi de bonnes sources de minéraux.

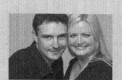

Conseil d'Éric
Nous avons écrit un livre électronique où nous présentons une méthode efficace pour composer ton menu quotidien. Il permet d'intégrer facilement tous les conseils à ton alimentation. Ce livre est gratuit. Voir le site : www.dolfino.tv/sgc/ebook-guide-alimentation .

Conseils concernant les exercices physiques

○ **Marche** : Une bonne marche après un repas est salutaire pour le corps. Elle permet d'accélérer la circulation sanguine et la digestion.

○ **Soulève des petits poids et des haltères ou même des boîtes de conserve**. L'effort musculaire stimulera la production de tissus osseux.

o Sue : Tous les sports cardio-vasculaires augmentent l'irrigation de tes organes digestifs et favoriseront la santé. Il faut les pratiquer régulièrement.

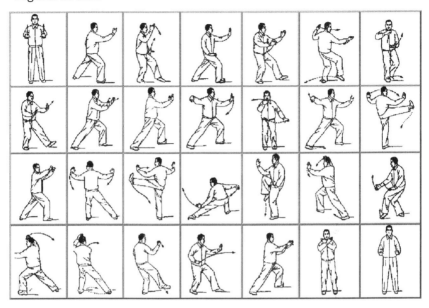

o **Bouge** : Le tai-chi permet d'adopter des positions physiques qui favorisent le bon fonctionnement des organes et du corps en général. Il soutient la formation de tissus osseux et la fixation du calcium sur les os. Cet art martial, issu de la médecine traditionnelle chinoise, semble ralentir la perte de densité osseuse qui accompagne le vieillissement. Il aide aussi à éviter les chutes en améliorant l'équilibre. Lis un livre, regarde un DVD ou prends un cours sur ce sujet... ça en vaut vraiment la peine. Tu trouveras une vidéo de présentation du tai-chi sur le site : *www.dolfino.tv/sgc/videos-exercices* .

Conseils concernant les thérapies corporelles

o **Cures d'eaux thermales minéralisées** : Certains oligoéléments seraient susceptibles d'être absorbés par le biais de la peau. Bien que cela soit discutable, de nombreuses cures thermales sont conseillées depuis des millénaires par les médecins et praticiens de la santé. Elles sont réputées pour leurs bienfaits sur la santé en général. On attribue une grande partie de leurs vertus à l'absorption transdermique de minéraux et d'oligoéléments.

o **Enveloppement aux algues et bain de boue** : Ces traitements favorisent la pénétration transdermique de minéraux et d'oligoéléments. Ils sont utilisés et conseillés depuis la nuit des temps.

Conseils d'ordre environnemental

○ **Évite les polluants** : Les pesticides, la fumée de cigarette et les polluants sont reconnus pour réduire l'absorption des minéraux dans le corps. Ils réduisent aussi la fixation du calcium dans les os.

Pour en revenir à notre analogie entre tes amis et les minéraux... lorsque tu permets à quelqu'un de négatif de s'immiscer dans ta vie, qu'il soit désagréable, abusif, manipulateur, etc., il fait fuir tes bons amis. Les polluants font la même chose... Ils font fuir les minéraux amis. Cela peut parfois prendre du temps, mais c'est généralement ce qui arrive!

IMPORTANT

Plusieurs médicaments nuisent à l'absorption des minéraux lorsqu'ils sont consommés quotidiennement. Nous te conseillons de prendre un supplément de minéraux environ trois heures après avoir pris tes médicaments. Informe-toi auprès d'un professionnel de la santé.

Déficit de concentration, d'attention et /ou de mémoire

Problèmes reliés : Hyperactivité, maladie d'Alzheimer, manque d'attention et de concentration, oublis fréquents, réduction de l'acuité intellectuelle, manque de confiance en soi, troubles d'apprentissage, troubles anxieux et syndrome de la Tourette.

La mémoire est une fonction essentielle du cerveau. Ce tout petit cerveau, qui ne représente que 2 % de ta masse corporelle, doit emmagasiner l'information de toute une vie. Et ce n'est pas tout! Il doit aussi faire jaillir LA bonne information à la surface, en toutes circonstances. Tu te présentes au guichet automatique par exemple, et... BANG! Le mot de passe surgit dans ta tête.

Nous avons tendance à penser que nous avons une bonne ou une mauvaise mémoire, tout comme nous avons de petits ou de grands pieds. C'est complètement faux! La mémoire est semblable à un muscle. Il suffit de l'entraîner pour qu'elle se développe. Plus elle est sollicitée, mieux elle fonctionne.

La concentration est une autre fonction utile. Un cerveau efficace est capable de se concentrer pendant de longues périodes de temps. Cette capacité est essentielle à la réussite dans la plupart des domaines. L'artiste doit être absorbé par son œuvre... et le comptable par ses chiffres! Le cerveau a besoin de conditions particulières pour se mettre en état « concentré ». Si ces conditions ne sont pas respectées, l'attention est attirée par la moindre distraction.

Tu connais les voitures Ferrari? Elles sont rapides, consomment beaucoup d'énergie et sont fragiles. Tu dois également connaître les voitures Honda Civic. Elles ne sont pas particulièrement rapides, consomment peu d'énergie et sont robustes. Eh bien, le cerveau est à la Ferrari ce que le pied est à la Honda Civic. Qu'est-ce que ça veut dire? C'est bien simple. Ton cerveau consomme 50 % du glucose et 20 % de tout l'oxygène fourni par le sang. Il possède des fonctions avancées comme la mémoire et la concentration et... il est fragile. Il faut le bichonner pour jouir de toute sa puissance.

Le moindre dérèglement a des conséquences pénibles, en voici quelques unes.

Déficit de mémoire et de concentration

Ceux qui vivent avec ces déficits ont tendance à :
- faire de petits oublis
- éprouver de la difficulté à se concentrer
- avoir des mots ou des informations « sur le bout de la langue »
- éprouver de la difficulté à organiser ses tâches et ses activités
- éviter ou détester les tâches qui exigent un effort mental soutenu.

Plusieurs facteurs sont susceptibles d'altérer la mémoire tels que :
- le manque de sommeil : c'est à ce moment que les souvenirs se fixent
- l'utilisation de somnifères
- la consommation de marijuana et autres drogues
- le manque de stimulation intellectuelle et sensorielle.

Trouble de déficit de l'attention / hyperactivité (TDA/H)

Les symptômes du TDA/H causent une perturbation significative des relations familiales, scolaires, professionnelles et sociales. Il existe trois sous-groupes majeurs. Ils sont divisés selon le trouble prédominant : l'inattention, l'hyperactivité et l'impulsivité.

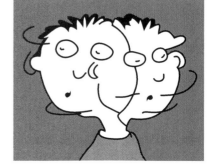

Ce problème est aujourd'hui reconnu à travers le monde. Il affecte entre 1,7 et 10 % des enfants des pays comme le Canada, les États-Unis, les Pays-Bas, l'Allemagne, le Royaume-Uni et la Norvège. Le problème touche même jusqu'à 15 % des enfants dans certaines villes américaines. Partout, il affecte trois fois plus les garçons que les filles.

Le diagnostic est confirmé lorsque les symptômes se manifestent dans au moins deux milieux de vie différents, tels que la maison et l'école. Le problème n'est pas réservé qu'aux enfants; plusieurs adultes en souffrent également. Bien que la situation familiale et le stress puissent être reliés à une augmentation des symptômes, cela ne signifie pas que la famille en soit la cause.

Les gens atteints de ce problème démontrent généralement les caractéristiques suivantes :

o **Rêveur** : Ils ont de la facilité à rêver dans les tâches monotones et fastidieuses

o **Distrait** : Leur esprit est facilement distrait face aux contraintes et aux consignes

o **Vigilance variable** : Leur niveau de vigilance est meilleur dans les activités sous pression, au rythme accéléré, telles que la compétition, la course, etc.

o **Oublis fréquents** : Dans la vie quotidienne, les oublis sont fréquents, de même que la tendance à perdre des objets personnels et familiers

o **Excités** : Ils peuvent être excités dans certaines situations sociales, et ressentir le besoin de faire des drôleries.

Tu trouveras plus d'informations sur le TDA/H : description, causes, symptômes et références scientifiques sur le site : *www.dolfino.tv/sgc/tdah* .

Autoévaluation - Déficit d'attention et hyperactivité

Coche les cases correspondant à ta situation ou à celle d'un enfant ou d'un ami que tu aimes.

Symptômes	☑
Tendance à la rêverie lors de tâches monotones	
Manque du sens de l'organisation : ponctualité, respect des horaires, etc.	
Concentration accrue lors d'activités physiques et manuelles	
Oublis fréquents dans les occupations quotidiennes	
Excitabilité sociale : besoin de faire des drôleries ou de distraire les autres	
Bonne vigilance dans les activités sous pression : compétitions, course …	
Objets personnels souvent égarés	
Esprit distrait lors de contraintes et de règlements imposés	
Crises régulières	
Esprit fuyant face aux ordres, aux consignes ou aux informations reçues	
Instabilité de l'estime de soi	
Faible capacité de partager l'attention	
Faible sens de l'organisation de l'espace : respect de l'ordre et du territoire d'autrui	
Intolérance et frustration fréquemment ressenties	
Performance accrue lors d'activités visuelles ou manuelles : télévision, jeu vidéo, etc.	
Démotivation lors d'activités au rythme accéléré	
Impulsivité fréquente	
Manque de maturité face aux responsabilités	
Tendance à l'échec scolaire dans les matières plus abstraites	
Additionne le nombre de cases cochées pour obtenir ton résultat.	

Analyse du résultat et recommandations

De 0 à 4 : La vie est belle!

De 5 à 8 : Présence de quelques signes du « trouble de déficit d'attention / hyperactivité » (TDA/H). Travaille sur au moins deux facettes du cube de la santé de ton choix. Tu trouveras nos conseils dans les prochaines pages. Suis ces recommandations pendant au moins un mois. Tu peux refaire l'autoévaluation régulièrement pour noter l'évolution de tes résultats.

De 9 à 14 : Présence de plusieurs signes du TDA/H. Travaille sur au moins quatre facettes du cube de la santé de ton choix. Tu trouveras nos conseils dans les prochaines pages. Suis ces recommandations pendant au moins trois mois. Tu peux refaire l'autoévaluation régulièrement pour noter l'évolution de tes résultats.

15 et plus : Tous les signes du TDA/H sont présents. Travaille sur toutes les facettes du cube de la santé. Tu trouveras nos conseils dans les prochaines pages. Suis ces recommandations pendant au moins six mois. Tu peux refaire l'autoévaluation régulièrement pour noter l'évolution de tes résultats.

Important : Nous te conseillons de consulter un professionnel de la santé si tu détectes plus de huit symptômes de TDA/H. Il te conseillera peut-être de prendre des médicaments. Si c'est le cas, demande-lui aussi comment intégrer ses conseils aux nôtres.

Conseils, trucs et recommandations

Conseils concernant les produits naturels.

- o **Multiminéraux et vitamines B** : Les suppléments de minéraux et de vitamines du complexe B éliminent les carences problématiques. De nombreux enfants constatent une amélioration immédiate.

- o **La phosphatidylsérine** (PS) : Cette substance est naturellement présente dans le cerveau. Elle joue un rôle clé dans de nombreuses fonctions cérébrales. La PS est un des principaux constituants des synapses, soient les zones de connexion entre deux neurones, qui permettent aux cellules cérébrales de communiquer entre elles. Les suppléments de cette substance recèlent un potentiel intéressant.

- o **Plantes médicinales et produits naturels** :

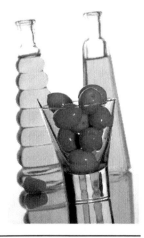

  - ◊ Le germe de riz est riche en GABA. Il réduit les effets du stress ainsi que le niveau de cortisol, soit l'hormone du stress. Il permet aussi de diminuer l'anxiété et favorise un sentiment de mal-être.

  - ◊ Le bacopa monnieri aide à améliorer les facultés cognitives et la mémoire des personnes souffrant de TDA/H. Il augmente la vitesse du traitement de l'information, la capacité d'apprentissage et de la mémoire, tout en atténuant l'anxiété.

◊ Les oméga-3 et la phosphatidylcholine contribuent à soutenir les fonctions cérébrales, et sont partie prenante d'un cerveau en santé. Ces ingrédients sont décrits sur le site: *www.dolfino.tv/sgc/info-produits-naturels*

Conseils pour l'esprit

○ **Affirmation positive** : Crée une affirmation positive puissante (voir page 39)

○ **Art et journal intime** : Écrit un journal intime. Les jeunes qui ne savent pas encore écrire peuvent le faire sous forme d'un collage. Aussi, faire de la sculpture, de la peinture ou de l'artisanat permet la libération des émotions et contribue à la fabrication du « neurotransmetteur de la concentration » nommé l'acétylcholine.

Conseil d'Éric
Tu dois stimuler ton cerveau pour qu'il soit efficace. Fais des mots croisés, résous des énigmes et joue au sudoku. Tu peux jouer à ce jeu sur le site : *www.dolfino.tv/sgc/jeu-sudoku* (de débutant à expert). Tu trouveras des énigmes amusantes sur le site : *www.dolfino.tv/sgc/jeu-enigmes* . Ces passe-temps te permettront de t'amuser en augmentant ton attention.

○ **Joue de la musique** : Joue d'un instrument à percussion. La production de rythmes a un effet calmant sur le cerveau, tout en lui permettant d'apprendre à se concentrer de manière active et éveillée. Il est possible de reproduire cet état de concentration en fredonnant les rythmes. Il est possible d'apprendre les bases d'un instrument à percussion (ex : tam-tam, djembé) en quelques heures.

○ **Active tes cinq sens** : Il est important de stimuler les différentes zones cérébrales. Pour ce faire, tu dois te concentrer pour écouter, voir, goûter, toucher et sentir.

○ **Biofeed-back (rétroréaction)** : Son fonctionnement est simple. Des senseurs sont reliés à la tête. Ils mesurent les longueurs d'ondes émises par le cerveau et envoient l'information à un ordinateur. Le patient regarde l'écran pour voir l'évolution des longueurs d'ondes de son cerveau en temps réel. Des logiciels peuvent être utilisés pour relier un état souhaitable avec une récompense pour le patient. Cette méthode permet au cerveau de comprendre comment travailler pour produire les longueurs d'ondes propres à la concentration.

Conseils alimentaires

Plusieurs recherches ont établi une relation entre les additifs alimentaires tels que les colorants et les saveurs artificielles, et le syndrome de déficit d'attention. Les allergies alimentaires sont aussi pointées du doigt, ainsi que les déficiences et déséquilibres en nutriments, l'intoxication aux métaux lourds, et une charge excessive de polluants toxiques. Ainsi :

- **Évite les aliments transformés** : Les sodas, les colas de même que les sucres rapides nuisent à la fabrication de neurotransmetteurs favorisant la concentration.

- **Consomme des oméga-3** : Le cerveau se nourrit d'oméga-3. Ces gras favorisent la concentration et réduisent les symptômes exagérés d'excitation dans de nombreux cas.

- **Mange des précurseurs d'acétylcholine.** Certains aliments contiennent des précurseurs d'acétylcholine. C'est le cas des concombres, des pignons de pin, de la dinde et du germe de riz.

Conseils concernant les exercices physiques

- **Bouge!** : L'important c'est de bouger chaque jour, idéalement plus d'une fois par jour, en faisant des exercices physiques. Il faut faire sortir le surplus d'énergie pour que le cerveau puisse exécuter son travail efficacement.

- **Sport de concentration** : Tous les sports qui exigent une grande concentration dans le mouvement, contribuent à améliorer la vigilance et la concentration. C'est le cas du tennis et de tous les sports de raquette, de balle, de rondelle ou de ballon.

- **Arts martiaux** : Le karaté, le judo et tout autre art martial sont excellents pour la concentration. Ces activités permettent de produire plus d'acétylcholine, l'hormone de la concentration.

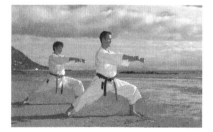

Conseils concernant les thérapies corporelles

o **Massage, massage suédois et toucher thérapeutique** : Ces techniques contribuent à détendre le système nerveux et favorisent le calme mental. L'effet dure quelques heures. On peut aussi le faire à soi-même, ou voir un professionnel pour recevoir des traitements. Tu peux lire, écouter une vidéo ou faire des recherches sur Internet pour découvrir comment faire. Toutes les ressources sont là, il suffit d'y faire appel! Tu trouveras une démonstration vidéo de plusieurs techniques de massage sur le site : *www.dolfino.tv/sgc/videos-massage* .

o **Techniques Alexander** : En travaillant sur la posture et en rééduquant le corps, cette technique permet d'améliorer l'équilibre et la coordination. Elle permet également d'améliorer la concentration et favorise le bien-être. Tu trouveras une présentation vidéo de cette technique sur le site : *www.dolfino.tv/sgc/videos-techniques-corporelles* .

Conseils d'ordre environnemental

o **Champs magnétiques** : L'exposition à des champs magnétiques aurait un impact négatif sur la production d'acétylcholine dans le cerveau. Il est donc souhaitable d'en limiter l'exposition aux appareils suivants : le micro-ondes, les téléphones portables et sans fil, etc.

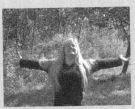
Conseil de Catherine
La psychologue américaine Arlene Bronzaft a démontré que le bruit est néfaste à la concentration. Les jeunes exposés à des bruits constants (ex : la proximité d'une autoroute), accusent un retard en lecture, par rapport aux élèves dont la classe est située dans une zone paisible. Bruit et concentration ne font pas bon ménage! Recherche donc le calme et la sérénité.

o **Éliminer l'utilisation du micro-ondes** : Lorsque tu ne parviens « à rien » avec ton enfant, tente donc un régime sans micro-ondes pendant deux semaines. Tu peux aussi essayer de mettre l'appareil à micro-ondes dans une armoire qui bloque les champs électromagnétiques. Si l'amélioration de son état est impressionnant, adopte ce « régime »!

Dépendances : tabac, drogues, alcool, nourriture....

Problèmes reliés : Dépression, anxiété, épuisement professionnel, obésité et psychose.

Une personne normalement constituée requière des besoins de base qui sont de première importance. Par exemple, rien n'est plus important que de manger, boire, dormir et parler à ses amis. Cette fameuse personne dite « normale », peut cependant développer un amour démesuré pour une substance particulière. On dira qu'elle est dépendante de cet élément, lorsque ce dernier devient une exigence supérieure aux besoins de bases précédents. Cette substance devient alors la cible de recherches compulsives.

Il existe un grand nombre de dépendances. Certaines sont légales telles que celles liées à l'alcool, au tabac, aux jeux d'argent, à la nourriture, au sexe, etc. D'autres dépendances sont illégales : la cocaïne, la marijuana, etc. Peu importe leur statut législatif, ces dépendances causent toutes sortes de problèmes :

- o **Santé** : Propension à la maladie et dommages physiques
- o **Personnel** : Perte de motivation, dépendance et dépression
- o **Relationnel** : Déchirement des relations familiales, amoureuses et amicales
- o **Sociaux** : Augmentation des délits et dégringolade économique.

L'abus de drogues ne se limite pas qu'aux drogues illicites. Toutes les drogues peuvent faire l'objet d'abus. Des produits comme le Ritalin, les analgésiques et les médicaments contre l'anxiété sont fréquemment utilisés abusivement. Ces médicaments, tout comme les drogues illégales, peuvent causer de l'accoutumance et avoir des impacts négatifs importants sur la santé et la vie sociale.

Les dépendances ne se limitent pas uniquement aux substances. Il est possible d'abuser de bien d'autres choses telles que les jeux vidéo, Internet, le Blackberry et bien d'autres. Un éventail incommensurable de laisses s'offre pour s'enchaîner à notre cou! Nous vivons dans un monde de tentations où il est très facile de devenir dépendant.

La dépendance est sournoise. On ne se lève pas un bon matin en se disant « Bon, ça y est, c'est décidé, je ne reviendrai pas sur cette décision, je vais devenir... DÉPENDANT! ». La dépendance entre plutôt dans nos vies en s'insinuant par la porte arrière. C'est pourquoi il faut inspecter sa maison régulièrement pour y détecter les intrus qui prennent trop de place et qui vident notre frigo!

Conseil de Catherine

La dépendance et les drogues sont des sujets vastes. J'ai présenté des conférences sur ces sujets à des dizaines de milliers d'étudiants, d'enseignants, d'intervenants et de parents. J'ai écrit un livre électronique qui décrit les mécanismes de la dépendance, les différentes drogues (marijuana, cocaïne, alcool, etc.), les mélanges douteux vendus sur la rue, etc. Tu peux l'obtenir gratuitement sur le site: www.dolfino.tv/sgc/ebook-drogues .

Autoévaluation - Dépendance

Ce test peut s'appliquer à la consommation d'alcool, de cigarettes, de drogues, de sucre ou d'autres éléments présents en excès dans nos vies. Il peut s'appliquer à des activités telles que les jeux de hasard, les pratiques sexuelles, ou à d'autres éléments prenant une place excessive dans ta vie.

Dans un souci de clarté, l'élément consommé ou l'activité suspecte, sera ci-après
nommé « l'élément suspect ». Bon nom n'est-ce-pas!

Tu dois répondre par vrai ou faux aux questions suivantes :

Mode de vie	☑
Je consomme ou pratique «l'élément suspect» en plus grande quantité ou pendant une période plus prolongée que prévu et voulu	
Je me sens mal lorsque je ne peux pratiquer ou consommer «l'élément suspect» pendant toute une journée	
Dans l'obligation de me priver de «l'élément suspect», je le reprends le plus vite possible, car je ressens un manque	
Je passe un temps exagéré à consommer ou à pratiquer «l'élément suspect»	
J'abandonne ou réduit le temps consacré à certaines activités agréables en raison de la consommation de «l'élément suspect»	
Je continue à consommer ou à pratiquer « l'élément suspect » malgré des conséquences négatives physiques et psychologiques	
J'éprouve le besoin de consommer ou de pratiquer une quantité plus importante de « l'élément suspect » pour obtenir l'effet désiré	
Je me sens triste, si je suis obligé de ne pas faire ou consommer « l'élément suspect »	
Je commence à penser à « l'élément suspect » dès mon réveil	
Je désire réduire ma consommation ou la pratique de « l'élément suspect », mais je n'y arrive pas et je recommence rapidement malgré mes efforts	
Additionne le nombre de cases cochées pour obtenir ton résultat	

Analyse du résultat et recommandations :

Plus tu as de réponses « vrai », plus tu as une dépendance à «l'élément suspect».

Avec deux « vrai » tu as une dépendance légère et il devrait t'être facile de corriger la situation. Si tu as répondu « vrai » à plus de quatre questions, nous te recommandons de travailler sur les six facettes du cube de la santé en suivant nos conseils décrits dans les pages suivantes.
Les dépendances, c'est comme des menottes; il faut s'en déprendre pour être libre. Certaines personnes peuvent trouver très agréable de se retrouver attaché au lit avec des menottes pendant quelques heures, mais personne ne trouve ça drôle si cela dure plusieurs jours. ☺

Le traitement des dépendances requiert une intervention aux niveaux physique, psychologique et social. Chaque facette de la solution a son importance, il ne faut en négliger aucune.

Avant toute chose, la première étape, la mère, la graine, la semence, l'étincelle ESSENTIELLE au traitement est de vouloir. Alors, tu te lèves, tu gorges tes poumons d'air frais, et tu dis à haute voix, avec conviction :

> - « Ne serait-il pas agréable de me débarrasser une bonne fois pour toute, de cette dépendance à …».

Remplace les trois petits points par « l'élément suspect », exprime ta conviction et passe à l'action! La volonté fait foi de tout!

Conseils, trucs et recommandations

Conseils concernant les produits naturels

o **Plantes médicinales et produits naturels** : Les dépendances à des substances telles que l'alcool, les drogues, la nourriture, etc. ont tendance à intoxiquer le corps. Nous te conseillons de consommer des plantes dépuratives pendant un mois pour purifier ton organisme. Le pissenlit, racines et feuilles, travaille au niveau du foie et de la vésicule biliaire. Il aide à se débarrasser des calculs biliaires, et augmente le débit de la sécrétion biliaire. Il agit comme dépuratif et possède un effet diurétique sans créer un déséquilibre des électrolytes sanguins. Le sureau noir est un diurétique et un purgatif. Il augmente la transpiration, aidant ainsi à l'élimination des toxines par la peau. De ce fait, il collabore à nettoyer l'organisme. Ces plantes sont décrites sur le site : *www.dolfino.tv/sgc/info-produits-naturels* .

o **Les vitamines du complexe B** : Elles sont responsables d'équilibrer le système nerveux central. Elles sont nécessaires à la sensation de bien-être et au fonctionnement adéquat du cerveau. Si tu souffres de dépendances, ton cerveau est fort probablement en carence de vitamines du complexe B. Commence donc à consommer un supplément quotidiennement!

o **Naturopathie** : Favorise une alimentation riche en magnésium : l'épinard, la banane, le germe de blé, les noix et les fèves.

o **Huiles essentielles** : Utilise ces huiles en les humant ou en parfumant la pièce lorsque tu as de fortes envies, ou lors de véritables « rages » de consommer. Elles peuvent être utiles pour contrôler les impulsions. Surtout, n'oublie jamais que la rage ne dure pas longtemps et moins tu réagis à ces « rages », plus leur fréquence diminue.

Conseils pour l'esprit

o **Affirmation positive** : Crée une affirmation positive puissante (voir page 39)

o **Hypnose** : Elle te permet d'obtenir le soutien de ton inconscient. L'hypnose produit un changement décisif et durable. Cette technique permet de changer ton état de conscience sans avoir recours à des substances externes. Oublie l'hypnose de scène où des gens sérieux se transforment en poule. L'hypnose moderne est une technique efficace qui donne des résultats rapidement. Tu trouveras un livre électronique gratuit de plus de 60 pages, « Activez vos pouvoirs de guérison avec l'hypnose », sur le site : *www.pouvoir-guerison.info* . À notre avis, recourir à l'hypnose est souvent l'approche la plus rapide et la plus efficace pour se débarrasser d'une dépendance.

o **Programmation neurolinguistique** (PNL) : Cette technique est puissante et efficace. Elle nous apprend comment utiliser notre cerveau pour apprendre à contrôler nos pulsions.

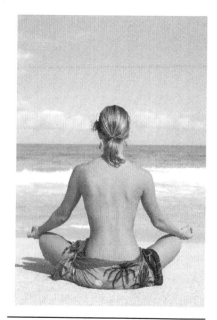

o **Hypno-coaching** : Le coaching est parfois combiné avec la PNL et/ou l'hypnose. Il permet de catalyser des changements radicaux. Il aide à remplacer les mauvaises habitudes de vie par des habitudes constructives. Tu trouveras une liste de coachs professionnels sur le site : *www.dolfino.tv/sgc/coaching* .

o **Méditation transcendantale** : Cette technique stabilise l'esprit et les états émotifs. Elle apaise ainsi les pulsions. La méditation transcendantale s'apprend en quelques heures seulement. Il s'agit d'une des médecines alternatives les mieux étudiées de l'Histoire.

o **Participation à des groupes d'entraide** : Il existe des groupes d'entraide dans la plupart des villes et villages. Il est bénéfique de s'impliquer dans ces groupes lorsqu'on arrête une consommation indésirable. Il existe des groupes pour tous les types de dépendances : joueurs anonymes, alcooliques anonymes, narcotiques anonymes, etc.

o **L'ennéagramme** : C'est un modèle de la structure des humains. Cette technique établit le schéma de personnalité d'un individu, et suggère des techniques d'intervention spécifiques à chaque type de personnalité. Il existe neuf configurations différentes de la personnalité. En fournissant une description précise de la psyché humaine, l'ennéagramme permet d'expliquer et/ou de prévoir avec une fiabilité étonnante, notre attitude face aux diverses circonstances de la vie. Il est ainsi possible de personnaliser l'approche à privilégier pour mettre fin à cette dépendance.

o **Thérapies comportementales et cognitives** (TCC) : Les thérapies psychologiques aident l'individu à modifier un comportement ou un système de pensée. C'est une forme de psychothérapie souvent utilisée dans les cas de problèmes reliés aux dépendances.

Conseils alimentaires

o **Antioxydants** : Les abus de substances génèrent beaucoup de radicaux libres qui accélèrent le vieillissement et attirent les maladies. Il est important de consommer des aliments qui contiennent des antioxydants puissants. Voir tableau à la page 44.

o **« Hormone du bonheur »** : Consomme des aliments riches en précurseurs de sérotonine, « l'hormone du plaisir » : les avocats, la chair blanche du poulet, le germe de blé et le fromage ricotta.

Conseils concernant les exercices physiques

o **Pratique le qi gong ou le tai-chi** : Ces exercices puissants sont conçus pour stimuler et équilibrer les organes du corps. Ils aident à rétablir l'équilibre des messagers chimiques du cerveau que sont la sérotonine, la dopamine, etc. Tu trouveras des vidéos d'introduction au qi gong et au tai-chi sur le site : *www.dolfino.tv/sgc/videos-exercices* .

- **Abonne-toi à un club de marche nordique** : Tes soirées seront bien remplies, tu amélioreras ta condition physique, et tu développeras de nouvelles relations avec des gens intéressants. Tu trouveras plusieurs clubs sur le site : *www.dolfino.tv/sgc/clubs-marche* .

Conseils concernant les thérapies corporelles

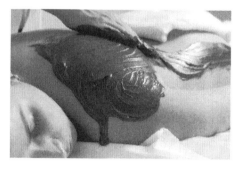

- **Enveloppements** : Expérimente les enveloppements au chocolat. La théobromine du chocolat libère les messagers chimiques du plaisir. Le chocolat consommé de cette manière ne fait même pas grossir! Les applications sur le foie sont particulièrement agréables.

- **Alternance chaleur / froid** : Nous adorons ça! Tu entres dans un sauna finlandais ou un hammam. La chaleur pénètre dans les profondeurs de ton corps. Quand ton corps déborde de chaleur, tu sors et prends un bain ou une douche très froide. Tu peux aller te baigner dans une rivière, c'est encore mieux! Nous ne connaissons pas de technique plus efficace pour se libérer du stress; c'est radical! Nous faisons généralement le cycle chaud/froid trois fois, pour nous mettre dans un état de relaxation jouissif. Cet exercice te permettra également de te libérer de tes toxines et il soutiendra ton système nerveux.

Conseil d'Éric
Les sessions de percussion en groupe modifient notre état de conscience et nous procurent du bien-être. C'est une façon agréable de s'amuser et de faire des rencontres intéressantes.

Conseils d'ordre environnemental

- **Harmonie** : Un environnement harmonieux facilite le sevrage. Qu'il s'agisse des gens qui t'entourent, du lieu où tu vis, ou de ton environnement immédiat i.e. au travail ou lors de tes loisirs, fais les modifications nécessaires pour te sentir bien et en harmonie.

- **Nature** : Prends le temps de te balader dans la nature, c'est bon pour ta tête et ton corps. Si tu le fais pendant environ 30 minutes chaque jour durant deux semaines, tu verras une énorme différence sur ton humeur, grâce aux « hormones du plaisir » qui auront été libérées dans ton cerveau. C'est à la fois bon pour le corps et pour l'esprit.

o **Réseau social** : C'est un des éléments les plus importants et le plus sensible. Il faut que tu t'entoures de gens qui te soutiennent. Il faut que les gens faisant partie de ta vie aient une influence positive sur toi. Il faut qu'ils t'aident à avancer dans la direction que tu as choisie. Les dix personnes que tu côtoies le plus fréquemment dans une semaine, que ce soit par téléphone, en personne ou par 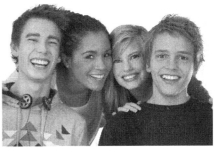 clavardage (chat), influencent grandement ton état mental. Évalue donc ces dix personnes en écrivant leur nom sur une feuille de papier et en leur donnant une cote de 1 à 10. La personne cotée 10 est celle au contact de qui tu te sens énergisé. Celle cotée 1, est une personne au contact de qui tu te sens vidé tel un « vampire énergétique ». Tu devrais réduire le contact avec les gens dont la cote est moins de 7, et augmenter la fréquence de tes rapports avec les personnes dont la cote est élevée.

Dépression et dépression saisonnière

Problèmes reliés : Épuisement professionnel, stress, insomnie, irritabilité, migraine, nervosité, anxiété et douleurs chroniques, tristesse et angoisse.

La dernière crise économique a affecté à peu près tout le monde sur la planète. Les gens ont perdu confiance, ont réduit leur consommation, et plusieurs ont dû cesser de travailler. Si l'économie était une personne, son médecin aurait diagnostiqué une dépression majeure. On lui aurait prescrit une montagne d'antidépresseurs à prendre chaque matin... c'est un peu ce qu'on a fait en injectant des doses massives d'argent dans l'économie!

La dépression humaine affecte, elle aussi, l'être dans son ensemble. Elle survient à la suite d'un déséquilibre chimique dans le cerveau. Elle modifie l'humeur, ralentit l'activité intellectuelle et réduit le niveau d'énergie. Tout comme la crise économique, elle n'est pas due à un manque de volonté.

La dépression se produit souvent à la suite d'une situation difficile. Le stress causé par un accident, une perte d'emploi, une maladie ou un divorce sont des déclencheurs fréquents. En effet, le stress libère une hormone appelée

« cortisol ». Elle modifie le cholestérol sanguin, augmente la pression artérielle et est à la source de prise de poids importante. On aurait dû l'appeler **« la méchante hormone du stress »**.

Les douleurs chroniques peuvent aussi entraîner la dépression. En effet, la douleur affecte les processus de production de sérotonine, l'hormone du plaisir. Parfois, on ne parvient pas à identifier un déclencheur, mais peu importe l'origine de l'état, la dépression engendre des problèmes majeurs au niveau de la santé globale.

Les symptômes de la dépression sont multiples. Entre autres :

- o la perte de sommeil
- o la tristesse
- o la démotivation
- o l'augmentation de la pression artérielle
- o la réduction de l'appréciation de la vie
- o la perte d'énergie
- o la prise de poids

Maladies associées

La dépression saisonnière ou les « blues de l'hiver »

La lumière agit sur l'équilibre chimique de notre cerveau. Dans les pays nordiques, nous devons faire face non seulement au froid, mais aussi au manque de lumière.

Si tu souffres de dépression saisonnière, sache que ce n'est pas parce que tu as mauvais caractère. Cette maladie n'est pas d'origine psychologique. Elle est plutôt due à un déséquilibre hormonal. Le manque de lumière cause une variation du taux de mélatonine, « hormone du sommeil ». Cette hormone joue un rôle important dans la régularisation de l'humeur et du sommeil.

Les hommes sont moins touchés que les femmes. Il ne faut pas oublier que les enfants souffrent aussi de la dépression saisonnière. Les plus touchés sont les gens qui sortent peu à l'extérieur durant l'hiver et ceux qui travaillent dans des locaux fermés, éclairés artificiellement.

Voici quelques symptômes de cette maladie :

- o une baisse d'énergie
- o une réduction de la libido
- o une humeur dépressive
- o de la tristesse et une tendance à l'isolement
- o de l'irritabilité et de l'anxiété
- o une grande fatigue et une hypersomnie (trop dormir)
- o un manque de concentration

Tu trouveras beaucoup plus d'informations dans le livre électronique « Lumière sur la dépression saisonnière ». Tu y découvriras les types de dépression, quelles sont les personnes les plus à risque, les médicaments utilisés pour soigner et beaucoup plus. Tu trouveras ce livre gratuit sur le site : *www.dolfino.tv/sgc/ebook-depression* .

Autoévaluation - Dépression

Coche les affirmations qui correspondent à ton état psychique des deux dernières semaines.

Symptômes	☑
Tu manques d'énergie et tu te sens fatigué sans fournir d'effort	
Tu fais des crises de larmes fréquentes	
Tu as souvent le sentiment d'être inutile, sans valeur ou tu ressens un sentiment de culpabilité excessif	
Tes pensées et tes préoccupations sont tournées vers le passé	
Tu as de la difficulté à t'endormir ou tu fais de l'insomnie	
Tu es épuisé et tu as sans cesse envie de dormir	
Tu désires souvent te coucher pour fuir le monde	
Tu observes une baisse d'intérêt pour les choses que tu apprécies habituellement	
Tu as de la difficulté à réaliser les choses que tu as l'habitude d'accomplir	
Tu as parfois des idées obsessives et récurrentes de suicide ou des pensées morbides	
Tu observes une réduction du nombre d'activités dans ta vie courante	
Ton avenir te semble sans espoir et génère un sentiment persistant de tristesse	
Ta vie te semble vide en ce moment	
Tu es agité et tu as de la difficulté à demeurer assis calmement	
Tu souffres d'indécision, de distraction et de difficulté à réfléchir ou à te concentrer	
Tu observes une variation de poids de plus de 5 % par mois (augmentation ou diminution)	
Tu considères que tu es moins heureux que la plupart des gens	
Additionne le nombre de cases cochées pour obtenir ton résultat	

Analyse du résultat et recommandations

De 0 à 2 : La vie est belle et tu le sais!

De 2 à 5: Tu présentes des signes d'une dépression légère. La prise de suppléments de vitamines du complexe B le matin pendant au moins 2 mois, t'aidera à augmenter ton niveau d'énergie. Nous te conseillons de travailler sur au moins deux facettes du cube de la santé, en suivant nos recommandations spécifiques à la dépression. Voir page 129.

De 6 à 11 : Tu présentes plusieurs signes avant-coureurs de dépression. Si la situation persiste trop longtemps, tu pourrais te diriger vers une dépression ou vers un épuisement professionnel. La consommation de suppléments de vitamines du complexe B le matin pendant au moins 2 mois, t'aidera à augmenter ton niveau d'énergie. Nous te conseillons de travailler sur au moins quatre facettes du cube de la santé, en suivant nos recommandations spécifiques à la dépression. Voir page 129.

12 et plus : Tu présentes la plupart des symptômes de la dépression. Nous te conseillons de travailler sur toutes les facettes du cube de la santé, en suivant nos recommandations spécifiques à la dépression. Voir page 129. Consulte un professionnel de la santé qui peut t'aider à retrouver la santé. Tu sais, on ne voit pas le soleil derrière les nuages ni durant la nuit... Pourtant, il est toujours là et il brille toujours aussi fort!

Important : Si tu es en dépression, nous savons que tu n'as pas envie de travailler sur quoi que ce soit. N'écoute surtout pas cette petite voix décourageante, démotivante. Ouvre ton esprit à la possibilité d'être plein d'énergie, de rire de bon cœur, et de sentir le bonheur remplir ton cœur. La vie te propose des défis, et nous te donnons des outils pour les surmonter. Relève-les et tu réaliseras tes rêves. Ne te fie surtout pas uniquement aux pilules pharmaceutiques pour te soigner; elles ne sont qu'une des facettes de la solution.

Conseils, trucs et recommandations

Conseils concernant les produits naturels

o **Plantes médicinales** : Le 5-HTP provient d'une plante chinoise nommée « griffonia simplicifolia ». Cette molécule agit comme précurseur de la sérotonine, c'est-à-dire qu'elle fournit au cerveau ce dont il a besoin pour améliorer la jouissance de la vie. Le maca, quant à lui, contient une grande variété de composantes actives qui stimulent la neurotransmission, et augmentent le niveau d'énergie. C'est une plante de choix pour la dépression. Le thé vert contient des agents stimulants agissant sur le neurotransmetteur dopamine, qui est partiellement responsable du sentiment de bien-être. Ces plantes sont décrites sur le site : *www.dolfino.tv/sgc/info-produits-naturels* .

○ **Vitamines du complexe B** : Elles sont essentielles pour avoir un système nerveux qui fonctionne au quart de tour. Elles soutiennent la fabrication de sérotonine, l'hormone du plaisir, et améliorent la circulation sanguine qui alimente ton cerveau. En plus, elle donne un petit coup de fouet en augmentant en quelques minutes le niveau d'énergie!

○ **Phospholipides** : Les koalas aiment les feuilles d'eucalyptus. Ton cerveau lui, aime la lécithine! Elle est composée de phospholipides qui sont en quelque sorte la nourriture du cerveau.

Conseils pour l'esprit

○ **Affirmation positive** : Crée une affirmation positive puissante. Voir page 39.

○ **Fais de la sculpture** : Cette activité permet au cerveau de sécréter des messagers chimiques qui procurent du plaisir (sérotonine). En fait, toutes les activités artistiques utilisant le sens du toucher et la dextérité fine sont efficaces.

○ **« Sweatlodge » ou tente de sudation** : C'est une cérémonie de purification du corps et de l'esprit utilisée depuis des millénaires par les autochtones de plusieurs Nations. La chaleur humide est jumelée à l'emploi de plantes médicinales dépuratives, pour assainir l'organisme et l'esprit. Nous avons l'impression de renaître quand nous sortons de la tente de sudation! Nous en organisons à l'occasion, si cela t'intéresse, tu pourras te joindre à nous. Voir le site : *www.dolfino.tv/sgc/evenements-cube-sante* .

○ **Hypnose humaniste** : Ce type d'hypnose permet de voir le monde sous un angle différent. Il aide aussi à comprendre comment agir et réagir face aux situations que la vie nous présente. Voir le site : *www.hypnose-humaniste.com* .

C'est, à notre avis, la technique d'évolution humaine par excellence.

○ **Psychothérapie** : Une analyse traditionnelle peut parfois être longue, mais elle est d'un bon soutien psychologique.

○ **Exercices respiratoires** : Inspire lentement, confortablement, durant 4 à 10 secondes. Retiens ton souffle de 2 à 5 secondes. Expire ensuite à la même vitesse que celle de l'inspiration. Ne fais pas de pause à la fin de l'expiration et reprends une autre inspiration immédiatement. Répète ce cycle pendant 5 minutes à chaque jour.

Conseils alimentaires

○ **Réduis les sucres rapides** : Ces sucres enclenchent un cercle vicieux. Lorsque tu manges du sucre, tu te sens mieux immédiatement. Sauf que quelques heures plus tard, ils provoquent une augmentation des symptômes de la dépression. Alors là, tu te sens encore plus mal qu'auparavant. Tu te dis « Hey! Quand je mange du sucre, saperlipopette, je me sens bien. Allez hop! Un petit gâteau! » ... puis le cercle vicieux se referme sur toi!

○ **« Hormone du bonheur »**: Consomme des aliments riches en précurseurs de sérotonine, « l'hormone du plaisir » : les avocats, la chair blanche du poulet, le germe de blé et le fromage ricotta.

○ **Alimentation saine et variée** : Privilégie une alimentation saine et équilibrée composée de fruits, de légumes, de lentilles et de grains entiers. Ces aliments ont des effets positifs à court et à long terme sur ton état mental et physique. La consommation de poissons gras tels que le hareng, la truite, les sardines, le maquereau et le saumon, tous riches en oméga-3, pourrait aider à réduire les effets de la dépression. Évite les abus d'alcool et de caféine. Mange de nombreux types d'aliments. N'oublie pas la loi de la variété requise...

Conseils concernant les exercices physiques

○ **Sports cardiovasculaires** : Les sports comme le ski de fond, le hockey extérieur, le vélo et la course à pied augmentent la cadence de ta respiration, stimulent la production d'endorphines et t'exposent à la lumière du soleil.

○ **Marche** : Prends une marche de 20 minutes à l'extérieur. Cet exercice stimule la production de la mélatonine, l' « hormone du sommeil ».

Conseils concernant les thérapies corporelles

○ **Watsu** : Ce type de massage est exécuté dans l'eau. Il exige un abandon au thérapeute. C'est une expérience unique qui permet de lâcher prise et d'évacuer les tensions.   À essayer! Tu trouveras une vidéo de démonstration de cette technique sur le site : *www.dolfino.tv/sgc/videos-techniques-corporelles* .

○ **Acuponcture** : Cette technique a démontré son efficacité depuis des milliers d'années. Elle est efficace dans les cas de dépression. Elle permet de travailler à la fois sur les symptômes et les causes de la dépression. Tu trouveras une vidéo de démonstration sur le site : *www.dolfino.tv/sgc/videos-techniques-corporelles* .

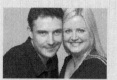

Vocothérapie : Certains sons pourraient avoir un impact sur les glandes. Ils peuvent activer la sécrétion des messagers chimiques dans le cerveau, procurer une sensation de plaisir et améliorer l'humeur. Selon les traditions orientales, le son « ooommmm » favorise l'équilibre chimique et électrique du cerveau, agissant positivement sur la sécrétion de sérotonine. Ça ne coûte rien d'essayer!

Conseils d'ordre environnemental

○ **Lumière plein spectre** : L'hiver, l'exposition au soleil ou à une lumière plein spectre est essentielle. Dégage tes fenêtres pour que la lumière du jour inonde ta vie.

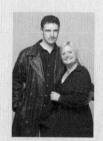

Lumière plein spectre et luminothérapie : Le manque de lumière naturelle cause une réduction du niveau de mélatonine. Tu peux utiliser des ampoules plein spectre pour faire face à ce problème. Elles émettent une lumière ressemblant à celle du soleil. Nous te conseillons de t'exposer à une lumière de 10 000 lux pendant une demi-heure à chaque jour, durant les jours sombres de l'hiver.

○ **Entourage** : Entoure-toi de gens positifs et de bonne humeur. Transforme ton milieu de vie pour qu'il soit le plus agréable et harmonieux possible. Fais le ménage régulièrement. Évite les bruits irritants et la musique agressive.

○ **Huiles essentielles** : Les huiles essentielles de verveine de Chine, de menthe poivrée et de mélisse, ont des effets antidépresseurs efficaces. Vaporise celles qui te plaisent dans les pièces où tu vis le plus souvent. Tu trouveras ces huiles et des diffuseurs dans toutes les bonnes boutiques de produits naturels.

Digestion et foie

> **Problèmes reliés :** Constipation, diarrhée, gastrite, ulcère d'estomac, colite ulcéreuse et maladie de Crohn.

Tu t'es sûrement déjà retrouvé à pied, en plein milieu du désert, à côté d'une pompe à essence. Ça arrive à tout le monde, on le sait bien! L'essence contient toute l'énergie dont tu as besoin pour te sortir de là, mais elle n'est pas sous une forme que ton corps peut utiliser. Il te manque seulement la voiture pour transformer cette énergie en mouvement et déguerpir. En langage scientifique, on dirait qu'elle n'est pas « biodisponible ».

Heureusement que tu as pensé à apporter un lunch! Ton système digestif, avec l'aide d'enzymes et des sucs gastriques, transforme les aliments en petites molécules. Celles-ci sont ensuite distribuées dans tout le corps par les systèmes sanguin et lymphatique. Les aliments sont modifiés pour en extraire toute l'énergie et les nutriments. C'est ainsi que ton organisme acquiert les éléments essentiels à son bon fonctionnement... et que tu peux sortir du désert pour aller danser la rumba à la discothèque la plus proche! En passant... un couple de rescapés du désert fait une présentation de rumba sur le site : *www.dolfino.tv/sgc/rumba* .

Le foie est un des plus gros organes de notre corps. Il joue le rôle d'un gros filtre. Il a des fonctions d'épuration, de stockage et de synthèse. Son dérèglement entraîne des maladies variées et complexes, telles que des troubles digestifs et nerveux, des maladies articulaires et des problèmes de peau.

Plusieurs problèmes de digestion découlent d'un mauvais fonctionnement du foie. Il est rarement le siège même de la douleur et de l'inconfort. C'est souvent par d'autres symptômes révélateurs que nous pouvons reconnaître ses désordres fonctionnels.

Maladies associées

Ulcère d'estomac ou ulcère gastrique

L'ulcère gastrique est une lésion ouverte de la paroi de l'estomac. Il est souvent causé par la bactérie helicobacter pylori. Plusieurs autres facteurs favorisent son apparition, tel que le tabagisme, une alimentation trop acide et la consommation d'agents irritants, tels que l'alcool, le café, les épices, les médicaments, etc.

Les symptômes se font sentir de une à trois heures après le repas. La personne affectée ressentira des crampes et/ou des brûlures accompagnées d'une douleur irradiant jusque dans le dos. Elle peut également avoir des nausées et des vomissements. Ces symptômes durent quelques jours, disparaissent, puis reviennent périodiquement.

Diarrhée

La diarrhée est souvent causée par une intoxication alimentaire ou une prolifération de micro-organismes nuisibles : bactéries, virus, levures, etc. Les selles liquides et fréquentes sont provoquées par le passage rapide des résidus de nourriture dans l'intestin.

Une diarrhée peut être de courte durée, soit de 2 à 3 jours. Si elle persiste sur une plus longue période, c'est qu'il s'agit d'une infection qui doit être traitée rapidement. Elle peut conduire à une déshydratation et à un déséquilibre électrolytique, c'est-à-dire les rapports entre les différents électrolytes soit le sodium, le potassium, le chlore, le calcium, le magnésium, le phosphore, etc. et l'eau contenus dans l'organisme.

Constipation

La constipation est une impossibilité, une difficulté ou un retard dans l'évacuation des selles. Cet état provoque une déshydratation des selles qui deviennent difficiles à expulser. Il y a alors une accumulation dans la partie inférieure du colon, qui provoque un bouchon dur, gros et compact.

La constipation en soit, n'est pas une maladie, mais un symptôme. Elle peut être due à un état émotionnel, à une alimentation pauvre en fibres ou trop épicée, à un manque d'exercice physique ou à l'abus de laxatifs.

La personne constipée ressent des douleurs abdominales, des crampes ou des spasmes, un ballonnement et parfois des hémorroïdes. Si la constipation persiste trop longtemps, il est conseillé de consulter un professionnel de la santé, dans le but d'éliminer la possibilité d'apparition de maladies obstructives ou autres.

En passant, il ne faut pas appeler quelqu'un « le constipé », ça pourrait lui faire de la peine... et ça pourrait aggraver sa situation. ☺

Tu trouveras plus d'informations sur le système digestif sur le site : *www.dolfino.tv/sgc/digestion* .

Autoévaluation - Problèmes hépatiques (du foie)

Tu parles souvent avec ton cœur. Est-ce que tu en fais autant avec ton foie? Essaie pour voir! Parle avec ton foie, si tu dis des bêtises, c'est qu'il est malade! ☺

Pour connaître l'état de santé de ton foie, rempli le tableau en utilisant l'échelle suivante :

0 = jamais, 1 = occasionnellement, 2 = souvent, 3 = régulièrement

Symptômes	Évaluation	Symptômes	Évaluation
Teint jaunâtre		Blancs des yeux jaunâtres	
Torpeur après les repas		Voir des étoiles	
Éblouissement		Mauvaise digestion	
Mauvaise haleine		Mauvaise évacuation	
Rots fréquents		Selle décolorée	
Nausée		Urine matinale chargée	
Hémorroïdes		Voir des points noirs	
Sensibilité au froid		Salivation excessive	
Vomissement		Reflux gastrique	
Flatulences nauséabondes		Langue chargée, blanchâtre	
Ballonnement		Miction (uriner) fréquente durant la nuit	
Vertige		Dérèglement menstruel	
Étourdissement		Maladies de la peau	
Bouche pâteuse		Diarrhée et/ou constipation	
Goût amer		Dépôt gélatineux près de l'iris	
Taches brunes		Douleur sous l'omoplate droite	

Additionne les différentes évaluations pour obtenir ton résultat :

Analyse du résultat et recommandations

De 0 à 6 : Ton foie semble être en bonne santé. Tu peux parler avec lui fièrement!

De 6 – 15 : Ton foie ne fonctionne pas efficacement. Nous te conseillons de travailler sur trois facettes du cube de la santé, en suivant les conseils spécifiques à la digestion. Voir page 136.

16 et plus : Ton foie, ton pauvre foie, a des difficultés et/ou est paresseux. Tu as probablement des problèmes de digestion qui affectent ta santé. Nous te conseillons de travailler sur les six facettes du cube de la santé, en suivant les conseils spécifiques à la digestion. Voir page 136. Nous te recommandons également de consulter un professionnel de la santé qui connaît bien le foie.

Autoévaluation - La santé des selles

Les selles peuvent nous donner de précieux indices sur notre état de santé. Voici comment interpréter leur apparence et leur couleur

	Diarrhée	🙁
	Transit intestinal trop rapide	
	Transit intestinal rapide	
	Normal et sain	🙂
	Constipation légère	
	Constipation sévère	
	Constipation et problème de flore intestinale	🙁

Voici comment interpréter la couleur des selles:

- **Selles noires** : Présence possible de sang dans la partie supérieure du système digestif : œsophage, estomac ou début de l'intestin grêle. Peut être dû à une consommation de réglisse, de plomb, de fer, de bleuets ou de Pepto-Bismol.

- **Selles vertes** : Observées en cas de diarrhée lorsque la bile traverse l'intestin sans être transformée. Peut aussi être dû à une consommation importante de chlorophylle.

- **Selles bordeaux (rougeâtres)** : Présence de sang frais provenant de la partie inférieure du système digestif. Les hémorroïdes et les diverticules sont la plupart du temps à l'origine de l'apparition de cette teinte. Peut être dû à la consommation de betteraves.

- **Selles grises** : Indique une insuffisance ou une maladie du foie / pancréas. Des sécrétions biliaires insuffisantes donnent une teinte pâle ou grisâtre aux selles.

- **Selles jaunes** : Présence possible d'une infection ou d'un parasite. Peut être dû à une diarrhée ou à la production anormale de bile.

- **Selles flottantes, malodorantes et graisseuses** : Signe d'un possible problème pancréatique ou hépatique (foie). Peut être dû à des excès de gras et de la combinaison de protéines et de sucre dans la diète.

Il est important de consulter un professionnel de la santé lorsque tu constates que tes selles sont anormales.

Conseils, trucs et recommandations

Conseils concernant les produits naturels

○ **Plantes médicinales et produits naturels** : L'utilisation de certaines herbes fraîches est bénéfique pour améliorer la digestion. C'est le cas entre autres de la menthe, de l'aneth et l'anis. Ces plantes sont plus efficaces lorsqu'elles sont fraîches. Elles peuvent être ajoutées à tes salades ou infusées pour en faire un breuvage.

Nous te conseillons de faire une cure de détoxication complète des systèmes digestifs, hépatique, intestinal, lymphatique, rénal, sanguin, etc. Ce « ménage du printemps » devrait être fait deux fois par année. Il améliorera ta digestion, ta capacité à absorber les nutriments, et optimisera le fonctionnement de ton organisme en entier.

○ **Enzymes** : Les enzymes sont essentielles à la digestion. Elles sont souvent insuffisantes lorsque tu manges à toute vitesse, ou lorsque ton apport alimentaire en fruits, en légumes crus et en germinations est insuffisant. Tu dois donc augmenter ta consommation de ces aliments crus, c'est-ce qui est le plus efficace.

○ **Probiotiques** : Ces micro-organismes « amicaux » aident à la digestion et soutiennent le travail intestinal. Ils sont présents dans le kéfir (boisson fermentée), certains fromages, le yogourt et le kombucha. Voir le site : *www.dolfino.tv/sgc/kombucha* . Ils sont efficaces pour éliminer les inconforts et les symptômes indésirables liés à une mauvaise digestion.

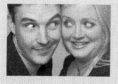 Tu découvriras également comment faire pousser ton propre kombucha sur le site : www.dolfino.tv/sgc/kombucha . C'est délicieux, bon pour la santé et économique. En Californie, la compagnie Google en sert plus de 100 verres par jour à ses employés. À constater leurs résultats financiers... c'est payant!

o **Naturopathie** : Le jus d'aloès, la luzerne, la silice et le chou sont merveilleux pour soulager les irritations et les brûlements du tube digestif.

Conseils pour l'esprit

o **Thérapie symbolique** : Les problèmes du système digestif peuvent être causés par le stress et les émotions. Le thérapeute demande à son patient d'associer ses problèmes et ses douleurs avec des symboles. Il pourra découvrir les causes du problème, et offrir un soulagement en travaillant avec ces figures. Cette thérapie peut sembler étrange à première vue, mais elle donne souvent de bons résultats.

Conseils alimentaires

o **Alimentation vivante et variée** : Les aliments crus et riches en fibres tels que les fruits, les légumes et les germinations sont riches en nutriments. Ils contiennent une « soupe » de molécules faciles à utiliser, à digérer, à absorber et à éliminer. Tu peux apprendre comment faire pousser des germinations sur le site : *www.dolfino.tv/sgc/video-germination* .

o **Alimentation plus basique** : Les aliments basiques soutiennent et favorisent le bon fonctionnement du système digestif. Voir page 49. Ils font aussi en sorte que le corps devienne moins acide, ce qui ralentit le vieillissement cellulaire. La digestion se fait plus facilement et souvent, les gens adoptant ce type d'alimentation perdent du poids.

o **Mastique!** : « Prends le temps de mastiquer, ton estomac n'a pas de dents! ». Le manque de temps est une réelle plaie des temps modernes. Prends le temps de mâcher chaque bouchée, afin que la nourriture soit suffisamment coupée et broyée. Cette bonne habitude réduira souvent les symptômes associés aux problèmes gastriques.

Conseils concernant les exercices physiques

o **Qi gong et le yoga** : Ces disciplines stimulent et équilibrent tous les organes du corps. Il y a des exercices spécifiques pour répondre à la plupart des problèmes de santé. C'est efficace! Tu trouveras une vidéo de démonstration de qi gong sur le site : *www.dolfino.tv/sgc/videos-exercices* .

o **Le tai-chi** : Cette discipline permet d'adopter des positions physiques qui favorisent le bon fonctionnement des organes, et du corps en général. Lis, regarde des vidéos ou prends un cours; ça en vaut la peine! Tu trouveras une vidéo de démonstration sur le site : *www.dolfino.tv/sgc/videos-exercices* .

Conseils concernant les thérapies corporelles

○ **Réflexologie** : Certaines zones sous le pied correspondent à l'intestin et à l'estomac. Tu peux faciliter le processus de digestion en les stimulants. Tu n'auras aucune difficulté à les localiser puisqu'elles seront particulièrement sensibles. Voir page 67.

○ **Ostéopathie** : L'ostéopathie permet de déceler les déséquilibres et/ou les tensions causant des problèmes de santé. Elle permet de rétablir l'équilibre par des manipulations sur les tissus, les muscles et les organes. Tu trouveras un reportage informatif sur le site : *www.dolfino.tv/sgc/videos-techniques-corporelles* .

○ **Massage suédois** : Ce type de massage stimule et relâche les organes et les muscles. Il est ainsi possible de soulager de nombreux ennuis digestifs en intervenant à la source du problème. C'est aussi agréable et relaxant. Pourquoi ne pas joindre l'utile à l'agréable! Tu trouveras une démonstration vidéo de cette technique de massage sur le site : *www.dolfino.tv/sgc/videos-massage* .

○ **Massage maison** : Toi-même et les membres de ta famille pouvez exécuter un massage au niveau de la zone abdominale. Il faut effectuer le massage dans le sens des aiguilles d'une montre pour favoriser le transit intestinal, soulager un ventre douloureux, ou pour expulser les gaz bloqués. Tu trouveras un modèle de masque à gaz sur le site : *www.dolfino.tv/sgc/masque-a-gaz* ☺.

Conseils d'ordre environnemental

○ **Environnement calme** : Fais en sorte que ton environnement soit calme. Privilégie la musique douce aux conversations agressives et aux bruits dérangeants de la télévision.

○ **Stimule tes sens** : Avant de commencer à manger, hume ton repas et observe le contenu de ton assiette. Soigne la présentation de tes aliments et varie leurs couleurs. La digestion est favorisée par la participation de tous les sens. Prends ton temps, regarde les couleurs, sens les odeurs, regarde les textures et tends l'oreille; tu peux même écouter les cric, crac et croc de tes Rice Krispies® ! Tu aideras ainsi ton système digestif à se préparer à faire son travail efficacement.

- o **Vive les couleurs** : Les couleurs chaudes comme le rouge et l'orange stimulent le processus de digestion. Entoure-toi d'éléments colorés!

Douleur

Problèmes reliés : Fibromyalgie, lombalgie, arthrose, arthrite, rhumatisme, polyarthrite rhumatoïde, migraine, zona, sciatique, fatigue chronique, colite, carie, pierre rénale, ulcère et goutte.

La douleur est un signal d'alarme envoyé par le corps. C'est un signal utile qui assure notre survie. Le seuil de la douleur est le même pour tous, mais la tolérance à la douleur varie selon les émotions, le vécu, l'éducation et l'état mental, psychique de la personne.Il y a deux types de douleur :

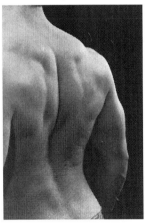

- o **La douleur aiguë** : Elle est vive, immédiate, généralement brève, et nous incite à crier. Elle est causée par une stimulation soudaine qui agresse, qui nuit à l'organisme, comme par exemple, un coup de marteau sur un doigt.

- o **La douleur chronique** : Cette douleur évolue graduellement et sur une longue période. Elle est persistante et empoisonne la vie.

Nous allons nous concentrer ici sur les douleurs chroniques.

Il existe trois sources principales de douleur chronique :

- o **Inflammatoire** : Elle diminue ou disparaît après l'échauffement ainsi qu'à l'effort. Elle est plus importante le soir et au début de la nuit.

- o **Mécanique** : Elle est constante et s'accentue à l'effort. Elle n'augmente pas le soir et en début de nuit. Elle diminue lorsque cesse le mouvement qui la provoque.

- o **Musculaire** : Elle diminue à la réduction de l'effort physique.

La douleur chronique affecte le cerveau. Elle provoque un déséquilibre dans la gestion et la production du neurotransmetteur sérotonine, l'hormone du plaisir. Elle peut ainsi mener à une dépression nerveuse. Elle pourra laisser une « empreinte de douleur » dans le cerveau, qui persistera et causera de la douleur même après que le problème physiologique aura été réglé. Tu trouveras plus d'informations sur la douleur sur le site : *www.dolfino.tv/sgc/douleur* .

Les gens qui sont aux prises avec des douleurs constantes, jour après jour, vivent un véritable enfer. Ils redeviennent actifs et bien dans leur peau, dès que cette douleur est soulagée. Soulager la douleur, c'est changer sa vie. N'hésite donc pas à partager nos conseils et nos trucs avec tous ceux qui en ont besoin.

Autoévaluation - Intensité de la douleur

1e étape : Localiser la douleur

Sur le schéma, coche l'endroit de la ou des douleurs.

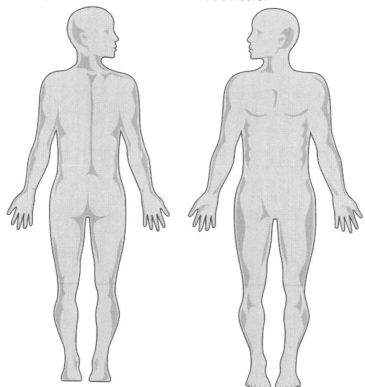

Schéma : Vue de dos (gauche) et de face (droite)

2ᵉ étape : Déterminer le niveau de douleur

Pour chaque point identifié, utilise le tableau suivant pour répondre aux questions énumérées ci-dessous.

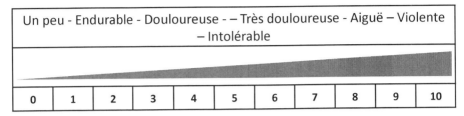

Un peu - Endurable - Douloureuse - – Très douloureuse - Aiguë – Violente – Intolérable										
0	1	2	3	4	5	6	7	8	9	10

Degré de douleur ressenti actuellement? _____
Degré de douleur le plus intense ressenti depuis les derniers 10 jours? _____
Degré de douleur moyen ressenti depuis les derniers 10 jours? _____

Fais la moyenne de ces valeurs en additionnant les 3 chiffres et en divisant le total par 3.

Analyse du résultat et recommandations

De 1 à 3 : Tu ressens une douleur légère. Nous te conseillons de travailler sur au moins deux facettes du cube de la santé, en suivant les conseils spécifiques à la douleur. Voir page 145.

De 4 à 8 : Tu ressens une douleur moyenne. Il est important que tu travailles sur au moins quatre facettes du cube de la santé, en suivant les conseils spécifiques à la douleur. Voir page 145. Il est essentiel de consulter un professionnel de la santé si les symptômes persistent.

Plus de 8 : Tu es souffrant. Il est important que tu travailles sur toutes les facettes du cube de la santé, en suivant les conseils spécifiques à la douleur. Voir page 145. Il est essentiel que tu travailles avec un professionnel de la santé.

Conseils, trucs et recommandations

Conseils concernant les produits naturels

- **Plantes médicinales et produits naturels** : La griffe de chat, l'écorce de saule blanc et le curcuma possèdent une action analgésique intéressante et ne causent pratiquement jamais d'effets secondaires. Ces plantes sont décrites sur le site : *www.dolfino.tv/sgc/info-produits-naturels* .

- **Piments** : Le poivre de Cayenne et tous les piments forts stimulent la production d'endorphines. Ce sont des outils intéressants dans la gestion de la douleur.

Conseils pour l'esprit

o **Hypnose** : Cette technique est extrêmement efficace dans le traitement et la réduction de la douleur. Il est possible de provoquer une analgésie ou une anesthésie de la zone atteinte. On peut aussi réactiver cette analgésie au besoin. Tu trouveras un livre électronique gratuit de plus de 60 pages, « Activez vos pouvoirs de guérison avec l'hypnose », sur le site : *www.pouvoir-guerison.info* .

o **Contrôle de la pensée** : La douleur est amplifiée lorsqu'on se concentre sur elle. Il est donc essentiel de détourner notre attention vers autre chose. On peut le faire en se pinçant le bras par exemple. On peut aussi lever les yeux vers le haut pour dévier l'attention et ainsi réduire la douleur immédiatement.

Conseils alimentaires

o **Bois de l'eau** : La déshydratation augmente la sensation de douleur.

Conseils concernant les exercices physiques

o **Power plate ou machine à plaques vibrantes** : Cette machine, sur laquelle on se tient debout, assis ou selon une série de positions spécifiques, vibre extrêmement rapidement, stimulant ainsi la circulation sanguine et lymphatique. Le « Power Plate » est efficace pour contrer la douleur. Elle stimule le corps à produire des endorphines qui réduisent la douleur.

o **Le bikram yoga** : Ce type de yoga est pratiqué dans un environnement très chaud. Il limite les risques de blessures en plus de renforcer les muscles. Il permet ainsi de réduire le niveau de douleur. Tu trouveras une vidéo de démonstration sur : *www.dolfino.tv/sgc/videos-exercices* .

o **Te baigner en faisant des exercices dans une piscine spéciale chauffée à 92 degrés Fahrenheit**. Ces piscines sont spécifiquement pensées et construites, pour permettre aux gens qui souffrent de douleurs chroniques d'améliorer leur condition.

o **Exercices intenses** : Tous les exercices qui ont une intensité suffisante pour provoquer la sudation aident à libérer des endorphines. La natation est appropriée dans la plupart des cas. Les exercices sans impact, tels que les appareils à mouvements hélicoïdaux (mouvement autour d'un axe) sont aussi bénéfiques.

Conseils concernant les thérapies corporelles

- **Ostéopathie** : Cette médecine douce permet de déceler et de corriger les tensions et les déséquilibres causant la douleur. Tu trouveras un reportage informatif sur le site : *www.dolfino.tv/sgc/videos-techniques-corporelles* .

- **Chiropractie** : Cette méthode thérapeutique aide à traiter les douleurs lombaires, et les problèmes associés à un mauvais alignement des articulations. Elle redonne au corps sa capacité d'autoguérison naturelle. Tu trouveras un reportage informatif sur le site : *www.dolfino.tv/sgc/videos-techniques-corporelles* .

- **Bain tourbillon** : La combinaison de chaleur et de jets, permet de réduire la douleur. Applique les jets tout près des zones de douleur.

Conseil d'Éric
L'haptonomie est une technique de réduction de la douleur. Elle est souvent employée par les femmes enceintes en vue de l'accouchement. Elle associe le toucher à l'intention de réduire la douleur. Tu trouveras plus d'informations sur cette technique sur le site : http://sn.im/nt6j5 .

Conseils d'ordre environnemental

- **Réseau social positif** : Entoure-toi de gens positifs. Assure-toi aussi de ne pas passer trop de temps à ne rien faire par manque d'idée et d'activité. L'inactivité nous incite à nous concentrer sur la douleur, ce qui ne fait que l'amplifier.

Fatigue / Manque d'énergie

Problèmes reliées : Fatigue, épuisement professionnel, dépression, irritabilité, manque de concentration et de mémoire, maux de tête et insomnie.

L'énergie... quel mystère! Einstein nous a appris qu'il y a une quantité d'énergie infinie dans chaque grain de sable. Alors, comment pouvons-nous manquer d'énergie?

As-tu déjà essayé de faire une randonnée avec une bicyclette en mauvais état? Les pneus sont dégonflés, les roues sont tordues, les freins frottent sur les jantes, la chaîne manque d'huile, le siège est trop bas et le dérailleur fait « gueling, gueling ». Tu as beau avoir des jambes d'acier, une volonté de fer et une tête de cochon, tu arriveras nulle part ainsi équipé! Peu importe l'énergie que tu transmets à ton vélo, il est inutilisable.

Les excès de travail, les aliments malsains, les pensées négatives, et plusieurs autres facteurs sont des grains de sable dans les engrenages. Ils t'empêchent de jouir pleinement de la vie. Tu dois identifier les sources de ta fatigue excessive, et apporter les changements nécessaires pour les éliminer. Un frein qui frotte, c'est agaçant. Une roue qui bloque en pleine descente, c'est catastrophique!

Tu trouveras plus d'informations sur la fatigue et le manque d'énergie sur le site: *www.dolfino.tv/sgc/fatigue* .

Travaille sur les six facettes du cube de la santé, et nous te garantissons que tu n'auras plus jamais besoin d'un café ou d'une boisson énergisante. Tu connaîtras une poussée d'énergie durable, et ton corps saura s'adapter... tout comme un vélo de montagne. Oui, c'est ça, tu seras un vélo de montagne avec une double suspension, des freins à disque et un cadre ultraléger et ultrafort en titane. ☺ Sans blagues, nous t'encourageons chaudement à remplir l'autoévaluation et à suivre les conseils que nous te proposons ci-dessous, pour que tu ne manques plus jamais d'énergie... ou plutôt, pour que tu aies tellement de cette belle énergie que tu puisses l'offrir à tous ceux que tu aimes!

Note : Plusieurs maladies causent de la fatigue. Si tu souffres de l'une d'elles, nous t'invitons à la traiter en priorité avant de suivre les conseils de cette section. Voici une liste de plusieurs de ces maladies : allergie, andropause, anémie, apnée du sommeil, baisse hormonale, épuisement professionnel ou burn-out, cancer, carence en vitamines B, douleur inflammatoire, dépression, diabète, fibromyalgie, grippe, hépatite, hypoglycémie, hypothyroïdie, infection, intoxication, insuffisance respiratoire, intolérance alimentaire, mauvaise absorption médicamenteuse, intoxication, insuffisance cardiaque, malnutrition, ménopause, mononucléose, neurasthénie, pancréatite, syndrome prémenstruel, rhumatisme, rhume, surmenage, stress psychologique et trouble du sommeil.

Autoévaluation - Épuisement professionnel

Coche les affirmations qui correspondent à ta situation.

Symptômes	✓
Tu as des attentes importantes à ton égard	
Tu as l'impression que les gens ont des attentes trop élevées face à ton travail	
Tu as l'impression que tu ne fais jamais ton travail assez bien : faible satisfaction	
Tu fais preuve d'un perfectionnisme démesuré	
Tu fais toujours des efforts exagérés en temps, en émotion et en engagement	
Tu te sens souvent anormalement intransigeant, rigide et entêté	
Tu résistes de plus en plus aux changements et aux progrès, même s'ils sont positifs	
Tu vis des conditions de vie stressantes en permanence	
Tu travailles dans un environnement néfaste et démotivant	
Tu effectues trop d'heures de travail : plus de 45 heures par semaine	
Ta charge de travail est exagérée	
Tu vis des expériences stressantes : deuil, divorce, maladie, etc.	
Tu souffres de solitude	
Tu vis un désengagement dans ta vie personnelle, professionnelle et/ou sociale	
Additionne le nombre de cases cochées pour obtenir ton résultat	

Analyse du résultat et recommandations

De 1 à 4 : Ton travail semble être généralement satisfaisant. Si jamais tu manque d'énergie, nous te conseillons de travailler sur au moins deux facettes du cube de la santé, en suivant les conseils spécifiques à la fatigue et au manque d'énergie. Voir page 149.

De 5 à 8 : Tu présentes plusieurs signes avant-coureurs de l'épuisement professionnel. Nous te conseillons de travailler sur au moins quatre facettes du cube de la santé, en suivant les conseils spécifiques à la fatigue et au manque d'énergie. Voir page 149.

Plus de 9 : Tu présentes définitivement tous les symptômes qui précèdent un épuisement professionnel. Travaille sur toutes les facettes du cube de la santé, en suivant les conseils spécifiques à la fatigue et au manque d'énergie. Voir page 149. Il est temps d'apporter des changements dans ta vie. Fais-le avant que l'épuisement ou la dépression te force à le faire.

Conseils, trucs et recommandations

Conseils concernant les produits naturels

○ **Plantes médicinales et produits naturels** : La gelée royale est un concentré d'énergie. La reine des abeilles s'en nourrit. Elle vit 40 fois plus longtemps qu'une abeille ouvrière, c'est-à-dire 5 ans contre 45 jours.

Les vitamines du complexe B donnent un coup de fouet spectaculaire. Elles sont particulièrement efficaces pour les femmes âgées de plus de 35 ans qui en sont souvent carencées. Nous te conseillons de les prendre sous forme liquide pour en ressentir les bienfaits rapidement.

Il existe sur le marché, des produits riches en plantes adaptogènes telles que le ginseng et le maca. C'est un excellent choix pour les gens qui veulent ressentir un regain d'énergie, sans épuiser les réserves de leur corps. Contrairement aux stimulants, ces plantes n'épuisent pas les glandes surrénales, et ne provoquent ni dépendance, ni accoutumance.

○ **Les oligoéléments, les minéraux et les « minéraux trace »** : Leur absorption est influencée par les variations hormonales et la qualité de la nourriture consommée. Il est donc fréquent que nous ayons des carences. Si c'est ton cas, tu pourras rapidement observer les bénéfices de ce type de supplément. Tu auras plus d'énergie et tu te sentiras beaucoup mieux en les consommant. Idéalement, nous te conseillons de choisir des suppléments qui contiennent des minéraux et des oligoéléments chélatés, sous une forme liquide.

Conseils pour l'esprit

○ **Affirmation positive** : Crée une affirmation positive puissante. Voir page 39.

○ **Mots croisés, sudoku et énigmes** : Ces jeux augmentent la production de dopamine et d'acétylcholine, qui agissent comme un antifatigue naturel et améliorent ta concentration. Tu peux jouer au sudoku sur le site : *www.dolfino.tv/sgc/jeu-sudoku* (de débutant à expert). Tu trouveras des énigmes amusantes sur le site : *www.dolfino.tv/sgc/jeu-enigmes* .

○ **Lunettes colorées et chromothérapie** : Porte des lentilles de couleur rouge ou orange, ou expose-toi à une lumière de ces couleurs. Ton niveau d'énergie augmentera instantanément.

○ **Chansons joyeuses et mantras** :
Ces exercices te permettront de pratiquer des respirations profondes. De plus, la répétition de certains sons stimule les zones d'énergie du corps. Le rythme et les paroles joyeuses chassent efficacement la fatigue. « Chante-la ta chanson, elle est tellement jolie! »

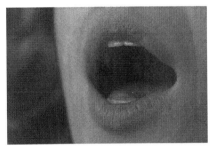

○ **Ancrages** : Les yeux fermés, « voyage dans le temps » par le biais d'une visualisation. Visualise-toi à un moment où tu étais plein d'énergie. Augmente la clarté de l'image dans ta tête, imagine les sons, et concentre-toi sur les sensations agréables que tu ressens. Ensuite, intensifie toutes ces sensations. À ce moment, serre le poing très fort, c'est ce qui s'appelle l'ancrage. Tu troqueras ainsi ta fatigue contre une énergie intense. L'ancrage te permettra de retourner dans cet état, quand tu le désires. Cette technique de PNL donne des résultats surprenants.

○ **Bar à oxygène** : L'air riche en oxygène et enrichi d'huiles essentielles chasse temporairement la fatigue.

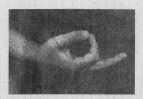

Conseil de Catherine

Mudras d'énergie : Ces gestes rituels sont accomplis avec les mains. On les utilise dans la pratique de la danse et des arts martiaux : l'aïkido, les judo, le judo et le tai-chi. Les mains sont perçues comme étant le prolongement du cerveau. Ainsi, en activant les zones de la main, tu éveilleras les capacités correspondantes de ton cerveau. Tu développeras tes aptitudes à gérer tes énergies, et tu augmenteras ton efficacité au travail. Ces gestes sont efficaces également pour restaurer la confiance en soi.

Conseils alimentaires

- o **Évite les aliments transformés** : Ces aliments sont souvent pauvres en nutriments et ne peuvent donc pas nourrir ton cerveau adéquatement.

- o **Adopte une alimentation vivante** : Les fruits, les légumes et les germinations sont riches en chlorophylle, en nutriments et en enzymes. Ils permettent d'augmenter l'énergie cellulaire de tout le système. Tu peux apprendre comment faire pousser des germinations sur le site : *www.dolfino.tv/sgc/video-germination* .

- o **Bois de l'eau** : La déshydratation va souvent de pair avec la fatigue. Hydrate-toi!

- o **Consomme des aliments riches en vitamines B** : Ce sont les vitamines de l'énergie. Elles ne peuvent être stockées, et une carence provoque rapidement la fatigue. Donc, il faut consommer des aliments qui en contiennent à chaque jour, tels que l'avocat, le saumon, les noix du Brésil, etc.

Conseils concernant les exercices physiques

- o **Danse** : Entraîne-toi au moyen de jeux vidéo comme « Danse-Danse Revolution ». Ainsi, tu feras de l'exercice en t'amusant. De plus, tu te sentiras bien et ton niveau d'énergie augmentera. C'est une façon agréable de s'amuser en famille et avec des amis. Tu peux danser n'importe où, n'importe quand, habillé ou nu... mais ne combine pas le nu avec un nu déambulant n'importe où et en public... ça pourrait t'attirer des bosses... ou une horde de femmes... suivies d'une horde de maris jaloux,... qui pourraient se mettre à danser eux aussi,... à se dévêtir... et ainsi attirer les policiers... qui pourraient se laisser prendre

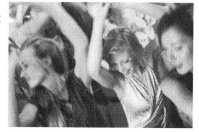

dans la frénésie… et faire les manchettes le lendemain… créant ainsi un mouvement planétaire… qui amènerait la paix sur terre! À bien y penser, ce n'est pas une si mauvaise idée, après tout! ☺

o **Qi gong et tao** : Ces disciplines stimulent et équilibrent les organes. Certains exercices permettent de générer de l'énergie. C'est efficace. Tu trouveras une vidéo de démonstration du qi gong sur le site : *www.dolfino.tv/sgc/videos-exercices* .

o **Exercices cardio-vasculaires** : Ces exercices augmentent significativement le niveau d'énergie. Leur effet principal se fait généralement sentir dès la deuxième semaine. Les sports tels que la raquette, le patin et le ski de fond sont d'excellents choix.

Conseils concernant les thérapies corporelles

o **Aromathérapie** : Les huiles essentielles de bois de rose, de menthe poivrée et de géranium, sont reconnues pour leurs propriétés toniques et énergisantes. Tu peux les utiliser en inhalation au moyen d'un diffuseur, ou mélangées à une huile à massage.

o **Reiki** : Cette technique travaille au niveau énergétique. Ses effets sont parfois étonnants.

o **Réflexologie** : Stimule les zones réflexes sous les pieds, dans les mains, sur les oreilles et sur le visage. C'est fort agréable et ça augmente le niveau d'énergie.

Conseils d'ordre environnemental

o **Éclairage plein spectre** : Assure-toi que l'environnement dans lequel tu vis est bien éclairé, idéalement par le soleil ou par des lumières plein spectre. La lumière agit comme stimulant sur la glande pinéale située dans le cerveau.

o **Couleurs chaudes** : Privilégie les couleurs chaudes dans ta décoration intérieure et tes vêtements. Le jaune, l'orange et le rouge augmentent ton niveau d'énergie.

o **Évite les champs électromagnétiques** : Débranche les appareils électriques qui entourent ton lit avant de te mettre au lit. Dans la mesure du possible, ne porte pas ton téléphone portable sur toi… de toute façon, un iPod accroché au pyjama… ce n'est pas sexy!

Hypertension, artériosclérose et hypercholestérolémie

Problèmes reliés : AVC, athérosclérose, infarctus, anévrisme et maladies vasculaires et rénales.

Les maladies cardiaques sont parmi les plus grands tueurs de tous les temps. Ce sont des maladies sournoises présentant peu de signes visibles de leur présence. Elles progressent lentement, mais sûrement... comme un chat qui veut attraper un oiseau. Après plusieurs années d'évolution, elles peuvent frapper fort : crise cardiaque, accident cardio-vasculaire, etc. Tu dois être conscient de l'état de ton système cardio-vasculaire. Il est donc essentiel de visiter le médecin au moins une fois par an pour qu'il procède aux analyses nécessaires.

En passant... tu as déjà vu les affiches « America's Most Wanted »? On y voit un homme, ayant une mine de zombi, pourchassé par le gouvernement américain pour tous les crimes qu'il a commis. Eh bien, s'il le pouvait, ton cœur mettrait ce genre de pancarte sur le bord de l'autoroute, avec la face du stress. C'est un des plus grands criminels de notre époque!

Maladies associées

Hypertension

La tension artérielle est la pression que le sang exerce sur les parois des artères en circulant. Lorsque cette pression est trop élevée pendant trop longtemps, elle fatigue le cœur et endommage les artères. La personne souffre alors d'une insuffisance cardiaque et rénale, d'une maladie vasculaire ou d'un AVC : accident vasculaire-cérébral.

L'hypertension est due à différents facteurs : le stress, la consommation de certains médicaments, la prise de sel, l'obésité, un taux de cholestérol élevé, le diabète, l'hérédité, etc.

Les personnes âgées de plus de 40 ans devraient prendre leur tension artérielle au moins deux fois par année. Ce test rapide est gratuit dans toutes les bonnes pharmacies.

Athérosclérose et artériosclérose

L'artériosclérose est un véritable fléau. C'est une maladie dégénérative de la paroi des artères. Ces dernières finissent par s'épaissir, durcir et finalement se boucher. Nous parlons d'athérosclérose lorsque l'artériosclérose s'accompagne de plaques de cholestérol. C'est le cas le plus fréquent.

L'athérosclérose est causée par de petites déchirures sur les parois des vaisseaux sanguins. Ces dernières déclenchent un processus inflammatoire destiné à réparer les dégâts. L'inflammation favorise l'adhésion de substances telles le cholestérol, qui finissent par obstruer le passage du sang. Cette obstruction augmente les risques d'infarctus du myocarde, d'AVC et d'anévrisme.

En résumé : Petites déchirures sur les parois → inflammation → le cholestérol se colle de plus en plus aux parois →les parois durcissent et se bouchent. Tu auras compris que la réduction du « mauvais » cholestérol est bénéfique, mais qu'il faut aussi minimiser les déchirures et l'inflammation. Nous verrons comment faire plus loin.

Hypercholestérolémie

Un taux de cholestérol sanguin anormalement élevé (hypercholestérolémie) favorise l'obstruction des vaisseaux sanguins. Il peut entraîner des complications cardio-vasculaires graves.

Il n'y aura aucun symptôme tant que l'obstruction ne sera pas avancée, c'est pourquoi on taxe cette maladie de « mal silencieux ». Les premières douleurs à la poitrine (crise d'angine) ou aux membres inférieurs se manifesteront lorsque les artères auront déjà perdu de 75 % à 90 % de leur capacité. Nous t'avions prévenu que c'est sournois! La maman oiseau dit la même chose à ses oisillons à propos des chats qui rôdent autour de leur nid!

Le bilan lipidique sanguin est la seule façon d'évaluer le taux de cholestérol total et de « mauvais » cholestérol (LDL). Les médecins déterminent un facteur de risque à partir de ces analyses. Plus le facteur de risque est élevé, plus les probabilités d'un accident sont importantes. Il est recommandé de faire ce bilan au moins une fois par année à partir de l'âge de 40 ans.

Tu trouveras plus d'informations : description, causes, symptômes, références scientifiques sur ces maladies sur le site : *www.dolfino.tv/sgc/hypertention* .

Conseils, trucs et recommandations

Conseils concernant les produits naturels

- **Plantes médicinales et produits naturels** : Le Co-Q10 (ubiquinone) est utilisé avec succès depuis de nombreuses années au Japon. Certaines études indiquent que la prise quotidienne de ce produit naturel peut réduire jusqu'à 80 % les risques de récidive de crise cardiaque. C'est en quelque sorte le « superaliment du cœur ».

  La niacine est une vitamine du complexe B possédant de nombreux bénéfices. Elle soutient la circulation sanguine, ralentit la production de « mauvais » cholestérol (LDL) et augmente le taux de « bon » cholestérol (HDL). Étant donné qu'il est préférable de consommer toutes les vitamines du complexe B réunies, nous te conseillons d'utiliser un supplément liquide qui les contient toutes.

Conseils pour l'esprit

- **Chromothérapie** : La lumière verte apaise les états d'excitation. Elle agit positivement sur le système nerveux sympathique, équilibre la tension dans les vaisseaux sanguins, et aide à abaisser la pression artérielle.

- **Méditation transcendantale** : Elle permet de réduire le niveau de stress. Elle a un double bénéfice : elle permet la réduction des pressions systolique et diastolique et réduit le taux de « mauvais » cholestérol. L'effet antistress de la méditation transcendantale a été bien démontré. Il s'agit d'une des médecines alternatives les mieux étudiées de l'Histoire.

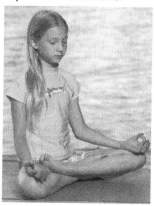

Conseils alimentaires

- **Les phytostérols** : Ces molécules naturelles sont en quelque sorte les compétiteurs du cholestérol. Elles entravent l'absorption du cholestérol en occupant ses sites d'absorption dans l'intestin. Elles sont contenues dans les graines de sésame, l'huile de maïs, le germe de blé et de lin. Considère par exemple, la possibilité de remplacer le beurre d'arachide par du beurre de graines de sésame (Tahini).

- **Champignon shiitake** : Ce champignon possède des propriétés « anticholestérol ». Il est populaire en médecine chinoise. Tu en trouveras la description sur le site : *www.dolfino.tv/sgc/info-produits-naturels* .

Conseil de Catherine

Les oméga-3 exercent un effet protecteur sur le système cardio-vasculaire. Ils agissent sur le taux de cholestérol, sur le rythme cardiaque et sur la circulation sanguine. On les trouve dans les huiles de poissons et dans plusieurs suppléments alimentaires, telles les gélules d'huile de krill.

Conseils concernant les exercices physiques

o **Qi gong** : Cette discipline donne force et souplesse aux muscles. Elle réduit le stress, harmonise toutes les fonctions du corps, et stabilise le système nerveux sympathique. Plusieurs études ont démontré son efficacité pour réduire la pression artérielle. Voir le vidéos sur le site : *www.dolfino.tv/sgc/videos-exercices* .

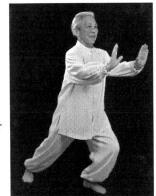

o **Exercices cardio-vasculaires** : Ces exercices sont bénéfiques pour le cœur. Tu peux sauter sur un trampoline, faire du jogging, marcher rapidement, jouer au hockey dans la rue avec les enfants... L'important est d'activer le cœur. Ces exercices ont aussi l'avantage de réduire le taux de cortisol, « la méchante hormone du stress ».

Conseils concernant les thérapies corporelles

o **Massothérapie** : La massothérapie est un passeport pour la détente.

o **Aromathérapie** : Les huiles essentielles de verveine odorante, de citron et d'ylang-ylang ont des propriétés antihypertensives. Utilise-les en inhalation.

Conseils d'ordre environnemental

o **Calme et harmonie** : Entoure-toi de calme et d'harmonie. Évite les cris, les affrontements, les hausses de ton, les disputes et les colères. C'est un impératif pour les hypertendus. Ne vas donc pas accepter le poste d'entraîneur-chef du Canadien de Montréal!

o **Parents et amis** : Fréquente régulièrement les amis et les parents que tu apprécies. La communication et le partage d'émotions sont bénéfiques pour la santé. Ça permet de réduire le stress et de libérer les émotions négatives.

Hypoglycémie et diabète

Problèmes reliés : Diabète, hypoglycémie, hyperglycémie, obésité, taux de triglycérides élevé, et cécité.

Diabète

L'insuline est une hormone qui permet au sucre d'être utilisé par les cellules du corps. Les deux causes du diabète sont :

o **le diabète de type I** : Absence totale de la production d'insuline
o **le diabète de type II** : Carence en insuline ou résistance à l'action de l'insuline. Il représente 90 % de tous les cas diagnostiqués.

Le diabète entraîne un excès de sucre dans le sang, c'est l'hyperglycémie. À la longue, cet excès de sucre entraîne des complications aux yeux, aux reins, aux nerfs et aux vaisseaux sanguins. L'hyperglycémie peut être contrôlée par la médication, qui ne doit jamais être modifiée sans les indications d'un médecin. Un travail sur les six facettes de la santé aidera à soutenir la santé. Le diabète est souvent découvert plusieurs années après avoir commencé à faire des dégâts. Ses symptômes sont :

o Une soif intense, une faim exagérée et une variation du poids
o La fatigue, la somnolence et le changement de caractère
o L'augmentation du volume des émissions d'urine
o Une cicatrisation lente et une tendance aux infections des organes génitaux
o Des picotements aux doigts ou aux pieds
o Une vision embrouillée.

L'épidémie mondiale de diabète ne fait que commencer. L'Organisation mondiale de la santé (OMS) prévoit que le nombre de diabétiques doublera d'ici l'an 2025. Au Québec seulement, on estime qu'il y a un nouveau cas de diabète à toutes les huit minutes. Il ne faut surtout pas prendre cette maladie à la légère.

Tu trouveras une animation qui explique le rôle de l'insuline dans l'absorption du sucre (glucose) sur le site : *http://sn.im/nt0bt* et également plus d'informations : description, causes, symptômes, références scientifiques, sur cette maladie sur le site : *http://www.dolfino.tv/sgc/hypoglycemie-diabete* .

Note : Nous te conseillons fortement de consulter un médecin si tu suspectes souffrir de diabète. Il pourra établir un diagnostic précis.

Hypoglycémie

Chez les hypoglycémiques, les glandes surrénales et le pancréas sont épuisés. Ils ne parviennent plus à gérer le taux de sucre. Ils fournissent trop ou pas assez d'hormones… de toute manière, ils ne fournissent jamais la dose appropriée! Ainsi, le taux de sucre sanguin baisse anormalement et les symptômes apparaissent.

Les facteurs suivants augmentent le risque de développer l'hypoglycémie :

- o **Mauvaise alimentation** : Une alimentation riche en sucres rapides et faible en fibres : alcool, colas, gâteaux, etc.
- o **Stress** : Le stress, les chocs émotifs et les accidents sont des facteurs déclencheurs.
- o **Manque d'activité physique** : L'inactivité affecte négativement la gestion des hormones qui contrôlent la glycémie.
- o **Autres** : Certains médicaments et certaines maladies.

L'hypoglycémique cherche généralement à camoufler inconsciemment ses symptômes en consommant d'importantes quantités de café, de sucreries et de desserts, ou en fumant continuellement. Plusieurs reçoivent des traitements inappropriés pour des troubles nerveux, des dépressions, des troubles digestifs, des migraines et même des problèmes cardiaques. Tu trouveras plus d'informations : description, causes, symptômes et références scientifiques sur cette maladie sur le site : *www.dolfino.tv/sgc/hypoglycemie-diabete* .

Autoévaluation - Hypoglycémie

L'hypoglycémie est à l'origine d'un grand nombre de symptômes. Il est facile de la confondre avec d'autres problèmes, c'est pourquoi elle pose un véritable problème de diagnostic.

Le test suivant t'aidera à déterminer s'il y a une probabilité que tu sois hypoglycémique. Utilise l'échelle suivante pour remplir le tableau.

0 = jamais, 1 = occasionnellement, 2 = souvent, 3 = régulièrement

Symptômes	Évaluation	Symptômes	Évaluation
Fatigue quelque temps après les repas		Manque d'ardeur au travail.	
Épuisement		Perte soudaine d'énergie	
Faiblesse		Concentration difficile	
Irritabilité		Perte de mémoire	
Agressivité		Rage de sucre ou de dessert	
Angoisse		Trouble de la vue autre que myopie et presbytie	
Anxiété		Étourdissement	
Insomnie	.	Palpitations cardiaques	
Cauchemars fréquents		Tremblement ou agitation interne	
Faim peu de temps après avoir mangé		Manque d'entrain	

Additionne les différentes évaluations pour obtenir ton résultat :
Analyse du résultat et recommandations

De 0 à 9 : Il est très peu probable que tu souffres d'hypoglycémie. Aucune inquiétude à ce sujet; c'est cool, n'est-ce pas?

De 10 à 24 : Tu es susceptible de souffrir d'hypoglycémie. Nous te conseillons de travailler sur les facettes de l'alimentation et de l'exercice physique du cube de la santé, en t'inspirant des conseils spécifiques à l'hypoglycémie. Voir page 160.

De 25 à 35 : Il y a une forte probabilité que tu sois hypoglycémique. Fais évaluer ton taux de sucre sanguin par un professionnel de la santé. Nous te conseillons de travailler les six facettes du cube de la santé, en t'inspirant des conseils spécifiques à l'hypoglycémie. Voir page 160. Concentre-toi surtout sur les facettes de l'alimentation et de l'exercice physique.

36 et plus : Tu as tous les symptômes principaux de l'hypoglycémie. Tu dois consulter un professionnel de la santé ayant de l'expérience dans le diagnostic et le traitement de l'hypoglycémie. Nous te conseillons de travailler sur toutes les facettes du cube de la santé, en t'inspirant des conseils spécifiques à l'hypoglycémie. Voir page 160. Concentre-toi surtout sur les facettes de l'alimentation, des produits naturels et de l'exercice physique. Demande à ton médecin s'il serait nécessaire de te prescrire des tests de glycémie, afin d'avoir la certitude que tu n'es pas diabétique.

Conseils, trucs et recommandations

Conseils concernant les produits naturels

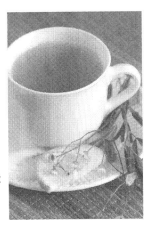

- **Plantes médicinales et produits naturels** : Les plantes suivantes sont efficaces pour aider ton corps à contrôler son taux de sucre : cannelle, garcinia cambogia, margousier (neem), melon amer et aloès. La stévia est une plante agissant à la fois comme agent sucrant 100 fois plus puissant que le sucre, et comme stabilisant glycémique. Ces plantes sont décrites sur le site: *www.dolfino.tv/sgc/info-produits-naturels* Le thé vert est aussi un bon choix.

- **Naturopathie** : Des déficiences en chrome et en vanadium sont souvent observées chez les diabétiques de type II. Il est donc suggéré de prendre un supplément de multi minéraux chélatés sous forme liquide.

Conseils pour l'esprit

- **Méditation transcendantale** : Selon des études à double aveugle publiées à ce jour, cette technique semble aider à régulariser le taux de sucre sanguin, de même qu'à améliorer la circulation sanguine. Il s'agit d'une des médecines alternatives les mieux étudiées de l'Histoire.

- **Thérapie par le rire**: Le stress est néfaste pour les diabétiques. Le rire permet de relaxer et de masser le pancréas qui s'en trouve ainsi tonifié. Commence dès maintenant :

  Un Belge se rend chez le Docteur :

  - Docteur, je ne sais pas ce que j'ai, quand j'appuie sur mon ventre, j'ai mal, quand j'appuie sur mon genou, j'ai mal, quand j'appuie sur mon nez, j'ai aussi mal... Qu'est-ce que j'ai, Docteur?

  - Vous avez le doigt cassé, Monsieur !

Conseils alimentaires

- **Alimentation à faible indice glycémique** : Ces aliments stabiliseront ton niveau d'énergie et tu ressentiras moins de périodes d'épuisement et d'inconfort. Tu trouveras un tableau détaillant l'indice glycémique de différents aliments sur le site : *http://sn.im/k8wkx* .

Conseil d'Éric
Je fais de l'hypoglycémie depuis quelques années. J'ai remarqué que je devenais souvent impatient en fin de soirée. J'ai réglé le problème en me faisant un « shake » quand ça m'arrive. Ma recette préférée contient des fruits congelés, une banane, du germe de blé, du lait et/ou du yogourt avec du chocolat noir à 85 % et plus, qui contient peu de sucre et beaucoup d'antioxydants. Je mets le tout au malaxeur, et l'impatience disparaît 15 minutes après l'avoir bu. Je me sers aussi de cette recette après avoir fait du sport et comme collation. Cette recette fonctionne très bien pour moi. Tu dois expérimenter pour trouver la diète qui te convient le mieux. Par exemple, si tu surveilles ton poids, tu peux enlever le chocolat pour réduire le nombre de calories.

- **Fibres et pectine** : Les fibres et la pectine sont bénéfiques pour les diabétiques et les hypoglycémiques parce qu'elles stabilisent la glycémie.
- **Repas à heures régulières** : Mange plusieurs petits repas durant la journée. Tu maintiendras ainsi un taux de sucre constant. Les gros repas sont à proscrire, car ils causent d'importantes fluctuations du taux de sucre sanguin.
- **Évite l'alcool et les sodas** : Ils ont un impact important sur le taux de sucre sanguin.

Conseils concernant les exercices physiques

 Conseil de Catherine
Prends des marches « santé » ou fais de la marche nordique. Sors en forêt, pratique des sports tels que la raquette, le ski de fond ou le vélo. L'exercice physique « doux » permet de stabiliser le taux de sucre. Il permet à l'organisme de mieux utiliser l'insuline. L'exercice aide aussi à réduire la tension artérielle et favorise le maintien ou l'atteinte d'un poids santé.

- **Stimule ta circulation sanguine** : Il suffit de bouger. Nous te conseillons le mini trampoline, la danse aérobique, le Pilates ou encore la natation.

- **Yoga** : Cette discipline indienne est l'antistress par excellence. Elle peut jouer un rôle important de soutien au traitement médical. Certaines postures améliorent le fonctionnement du pancréas. Nous te conseillons particulièrement les postures du poisson, de la charrue, de la pince et du cobra.

Important : La fréquence et la constance sont les clés de la réussite. Il faut pratiquer une activité qui génère un essoufflement, au moins 4 fois par semaine pour une période totale de 45 minutes, 4 x 11 minutes et quart par exemple, pour chaque séance. Cette toute petite période est à la portée de tous!

Conseils concernant les thérapies corporelles

- **Massages** : Cette technique active la circulation sanguine souvent déficiente chez les diabétiques. Elle aide aussi à gérer le stress qui déstabilise le taux de sucre sanguin. Tu trouveras une démonstration vidéo de plusieurs techniques de massage sur le site : *www.dolfino.tv/sgc/videos-massage* .

- **Acuponcture** : Ce traitement améliore la stabilité de la glycémie chez les diabétiques de type II. En Chine, c'est la thérapie la plus utilisée pour cette maladie. Tu trouveras une vidéo de démonstration sur le site : *www.dolfino.tv/sgc/videos-techniques-corporelles* .

- **Sauna à infrarouges** : Ce type de sauna permet une pénétration en profondeur de la chaleur. Il stimule l'expulsion des toxines par la peau. Cette technique semble avoir un effet stabilisant sur la glycémie. Nous n'avons toutefois pas trouvé d'étude scientifique concluante à cet effet. Une chose est certaine, c'est que ce type de sauna est agréable, dépuratif et relaxant.

Conseil d'ordre environnemental

- o **Environnement calme et serein** : Le stress a un impact dans la gestion du taux de sucre. Ton environnement doit être calme, sans bruits intenses. Tu dois t'entourer de gens avec qui tu t'entends bien.

Inflammation

Problèmes reliés : Arthrite, arthrose, bursite, entorse, fibromyalgie, ostéoporose, polyarthrite rhumatoïde, rhumatisme, spondylarthrite, syndrome du tunnel carpien, tendinite et goutte.

L'inflammation est une réaction du corps à une agression : agents pathogènes, irritation ou cellules endommagées. Elle est essentielle au processus de guérison. Toutefois, une inflammation non traitée peut mener à plusieurs maladies telles que l'artériosclérose et la polyarthrite rhumatoïde. Tu trouveras plus d'informations sur l'inflammation : description, causes, symptômes, références scientifiques sur le site : *www.dolfino.tv/sgc/inflammation* .

Maladies associées

Arthrite

Le mot arthrite désigne une centaine de maladies inflammatoires, dégénératives et handicapantes. Ces maladies réduisent la mobilité des articulations et déforment la structure de l'articulation. L'arthrite peut être causée par une infection bactérienne, une accumulation de toxines, une alimentation inadéquate ainsi que d'autres facteurs. Elle réduit la mobilité des membres, surtout le matin et suite à une période d'inactivité prolongée. Elle cause aussi de la douleur. Lorsque les jointures sont atteintes, elles deviennent rouges, enflées, raides, déformées et très douloureuses.

Arthrose

L'arthrose est une dégénérescence des articulations à évolution lente. Elle est rarement handicapante. Les gens âgés sont les plus touchés. L'arthrose serait due aux effets accumulés de la pression et du frottement qui détruisent le cartilage de l'articulation.

Les gens qui en sont atteints souffrent de raideur au lever. Cette douleur diminue avec l'activité. La maladie cause des rougeurs, de l'inflammation et de la douleur aux endroits touchés. L'arthrose réduit également l'ampleur des mouvements.

Bursite

La bursite est l'inflammation d'une bourse séreuse ou d'une poche de liquide synovial apparaissant suite à un coup ou une chute. La bourse est située entre les os et les tendons pour leur permettre de se déplacer facilement et pour les lubrifier. Les épaules, les genoux, les coudes et les poignets sont les plus souvent touchés. La bursite peut être aiguë ou chronique.

L'individu ressent une douleur localisée près de l'articulation touchée. La douleur est aggravée par des mouvements inhabituels, ou lors de l'étirement des muscles de l'articulation. La bursite réduit souvent l'amplitude des mouvements.

Entorse

L'entorse est une élongation avec ou sans déchirure des ligaments d'une articulation. Les plus courantes sont celles de la région lombaire, de la cheville et du genou. Les entorses guérissent lentement.

La personne ressent une douleur assez intense qui empêche tout mouvement, et qui demande une immobilisation du membre atteint.

Fibromyalgie (fibromyosite ou fibrosite)

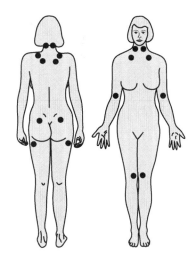

C'est une maladie chronique dont les causes réelles demeurent inconnues. Elle se développe parfois sans cause apparente. D'autres fois, elle peut se manifester à la suite d'un accident ou d'un choc psychologique intense.

Au lever, la personne se sent épuisée, déprimée et anxieuse. Elle éprouve une grande faiblesse musculaire et souffre de douleurs marquées et continuelles. Le diagnostic se pose de la façon suivante : Présence d'une douleur généralisée pendant plus de trois mois à au moins 11 des 18 points caractéristiques. Il doit y avoir des points de douleur dans les quatre cadrans, c'est-à-dire dans les parties gauche et droite du corps et dans celles en haut et sous le nombril.

Conseils, trucs et recommandations

Conseils concernant les produits naturels

o **Plantes médicinales et produits naturels** : Les plantes les plus intéressantes pour soulager l'inflammation sont la boswellia, la griffe de chat, la réglisse et le curcuma. Depuis des centaines d'années, ces plantes permettent de réduire la douleur, l'inflammation ainsi que d'autres problèmes articulaires. Elles sont décrites sur le site : *www. dolfino.tv/sgc/info-produits-naturels* .

Certains minéraux sont essentiels à la production de collagène et à la santé des articulations. Il est souvent bénéfique d'utiliser un supplément de minéraux facilement absorbables.

o **Naturopathie** : Certaines molécules d'origine naturelle telles que le MSM, les sulfates de glucosamine, la chondroïtine - en combinant les trois car seules, elles ne valent pas grand-chose - et le collagène sont efficaces. Il est préférable de les combiner avec des plantes médicinales telles que le saule et la griffe de chat, afin de développer des synergies puissantes.

Conseils alimentaires

o **Alimentation basique** : Les problèmes inflammatoires peuvent survenir lorsque l'équilibre acido-basique est brisé. Il est donc important de réduire la consommation d'aliments acidifiants au profit d'aliments alcalins. Voir page 49 pour la liste des aliments alcalinisants.

o **Antioxydants** : L'oxydation est un facteur d'inflammation. Adopte des épices antioxydantes comme le curcuma, la mélisse, le basilic, le poivre et le cumin. Tu trouveras une liste d'aliments antioxydants à la page 44.

o **Réduire les purines** : Les crises d'arthrite ou de rhumatisme goutteux résultent d'un mauvais métabolisme des acides uriques (purines). On peut obtenir d'excellents résultats en limitant notre apport à moins de 200 mg de purine par jour. Voici ce que nous te recommandons :

	Fréquence de consommation maximale
Café : acide chlorogénique, méthylpurines et caféine	À éliminer
Cacao : xanthines, méthylpurines et caféine	À éliminer
Boissons gazeuses : caféine et acide phosphorique	À éliminer
Abats : foie, rognon et ris de veau, etc.	À éliminer
Charcuterie : saucisson, viandes froides, etc.	À éliminer
Poisson : sardine, hareng et anchois	À éliminer
Levures chimiques : de vin et de bière	À éliminer
Porc : jambon, bacon, côtelette, etc.	À éliminer
Bouillon : de viande et concentré commercial, etc.	À éliminer
Bœuf : haché, steak, rôti, etc.	1 fois / semaine
Crustacés : homard, crevette, crabe, etc.	1 fois / semaine
Légumineuses : lentilles, pois, haricots secs	1 fois / semaine
Légumes : épinard, aubergine, champignon, asperge	1 fois / semaine
Viandes bouillies : sans leur bouillon	3 fois / semaine
Viandes blanches : veau, volaille et agneau	3 fois / semaine
Poisson maigre : flétan	3 fois / semaine
Noix : arachide, amande, etc.	3 fois / semaine

Note : Nous avons écrit un livre électronique où nous présentons une méthode efficace pour composer ton menu quotidien. Elle permet d'intégrer facilement tous les conseils inclus dans ce livre gratuit. Voir le site : www.dolfino.tv/sgc/ebook-guide-alimentation .

Conseils pour l'esprit

Conseil de Catherine
Voici une méthode simple, rapide, efficace et économique. Tu dois d'abord fermer les yeux. Imagine-toi que ta douleur a une couleur. Quelle est-elle? Et si tu ne ressentais pas de douleur, cette même partie de ton corps aurait quelle couleur? Maintenant, ferme les yeux et visualise que la couleur de ta douleur disparaît et qu'elle est remplacée par la couleur du confort. Puis, fais le même exercice en imaginant le changement avec une odeur, une forme, une texture, etc.

Cet exercice issu de la PNL peut sembler loufoque certes, mais il fonctionne!

○ **Chromothérapie** : L'exposition à la lumière bleue est intéressante pour la gestion de l'inflammation. Le bleu est froid, électrique. Il resserre et rétracte. Il peut avoir un effet calmant et rafraîchissant. Ça ne coûte pas cher d'essayer!

Conseils concernant les exercices physiques

○ **Exercices avec le Wii Fit**: Ces exercices permettent de fortifier les muscles de soutien. Ils améliorent également l'équilibre et la posture, ce qui réduit les tensions dans les articulations. C'est amusant et ça peut se faire chez soi.

○ **Bikram yoga** : Encore de la chaleur! Le yoga « à chaud » permet d'assouplir les muscles et les tendons, d'éviter les blessures et de stimuler la production d'endorphines, les « hormones du bonheur ». Voir les vidéos de démonstration sur le site : *www.dolfino.tv/sgc/videos-exercices* .

○ **La natation** : C'est une activité de choix. La pratique de ce sport sans impact favorise la santé des articulations.

Conseils concernant les thérapies corporelles

○ **Kinésiologie** : Cette thérapie favorise l'alignement du corps par l'application de manipulations corporelles. Ces exercices réduisent la tension sur les articulations. Ils renforcent et rééquilibrent le corps en entier.

o **Massage** : Les massages provoquent la libération d'endorphines. Ces antidouleurs sont produits naturellement par le corps. Ils permettent d'assouplir les muscles, les tendons et les articulations. Tu trouveras une démonstration vidéo de plusieurs techniques de massage sur le site : *www.dolfino.tv/sgc/videos-massage* .

o **Enveloppement aux huiles essentielles** : Certaines huiles soulagent efficacement l'inflammation et les douleurs arthritiques. La combinaison de l'argile et d'huiles essentielles telles que le cèdre, l'eucalyptus citronné et le pin sylvestre sont efficaces.

o **Hydrothérapie** : L'immersion dans l'eau naturellement minéralisée a démontré des effets intéressants depuis des milliers d'années. Les mécanismes d'action sont incompris, mais l'effet thérapeutique est indéniable.

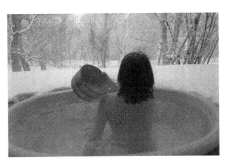

Conseil d'ordre environnemental

o **Évite le froid et l'humidité** : Ils aggravent les douleurs arthritiques. Nous te conseillons d'utiliser un déshumidificateur au besoin… ou de faire un voyage à Bora Bora. ☺

Insomnie

Problèmes reliés : Irritabilité, épuisement, fatigue chronique, fibromyalgie, douleurs chroniques, apnée du sommeil et somnambulisme.

Comme c'est merveilleux de dormir comme un bébé. Nous entrons alors dans le monde de la détente et des rêves fantastiques, dans lequel nous pouvons nager avec les poissons, voler dans l'espace et rencontrer nos célébrités préférées. Le sommeil organise et consolide nos apprentissages. C'est un outil puissant pour trouver des solutions originales à nos problèmes. Affirme ton intention de trouver une solution à ton problème avant de t'endormir, et elle te semblera évidente au réveil. Quelle joie que de se réveiller en pleine forme, la tête pleine de nouvelles idées!

Ce plaisir se transforme rapidement en cauchemar lorsque nous ne dormons pas suffisamment, ou lorsque nous dormons mal. L'insomnie a un impact immédiat sur la qualité de vie, sur les relations interpersonnelles et au travail. Elle peut aussi apporter des problèmes plus sérieux tels que la dépression et le déficit d'attention et de concentration. Ceux qui en souffrent régulièrement réalisent que leurs facultés intellectuelles sont en dormance, et que la moindre petite besogne devient une montagne à gravir. Ils ont donc beaucoup de difficulté à se concentrer, à mémoriser et à prendre des décisions.

Les deux causes principales de l'insomnie sont :

o **Les troubles psychologiques** : le stress, l'anxiété, la dépression, les soucis, etc.

o **Les stimulants** : l'alcool, la caféine, le tabac (nicotine) et autres drogues.

L'insomnie crée plusieurs cercles vicieux. Par exemple :

o **Insomnie-Dépression** : L'insomnie favorise la dépression et la dépression favorise l'insomnie.

o **Insomnie-Soucis** : L'insomnie affecte la qualité de tes activités quotidiennes, et les soucis comme la chicane, les désaccords, etc., causent l'insomnie.

L'humain ne peut se passer d'un sommeil réparateur. C'est pourquoi il faut prendre l'insomnie au sérieux, et prendre les moyens nécessaires pour s'en débarrasser le plus rapidement possible. Il faut le faire en évitant les médicaments, tels que les somnifères, puisqu'ils causent une dépendance physique.

Tu trouveras le livre électronique gratuit « Le sommeil, ce grand ami » sur le site : *www.dolfino.tv/sgc/ebook-sommeil* . Tu y trouveras des informations essentielles à la compréhension du sommeil telles que les stades du sommeil, le décalage horaire et plusieurs trucs pour mieux dormir.

Maladie associée

Apnée obstructive du sommeil

Sais-tu ce qu'est l'apnée du sommeil? Imagine-toi que tu dors dans ton lit tout chaud en compagnie de ta belle amoureuse. Tu rêves, tu es bien. Soudainement, ta respiration s'arrête pendant 10 à 30 secondes. Tu manques alors d'oxygène et tu te réveilles. En fait, seule une partie toi se réveille... et tu ne t'en rends pas nécessairement compte. Tu te rendors et ça recommence des dizaines et des centaines de fois par nuit. Tu as l'impression que, peu importe le nombre d'heures consacrées au sommeil, tu te réveilles toujours fatigué.

Toute personne, quel que soit son âge, peut souffrir de ce trouble respiratoire. Le risque de souffrir d'apnée du sommeil augmente lorsque l'on combine les facteurs de risque suivants :

- Obésité : poids corporel beaucoup trop élevé
- Cou large et menton fuyant
- Homme de plus de 40 ans
- Consommation d'alcool
- Affections respiratoires.

L'apnée du sommeil peut entraîner la dépression, la perte de mémoire, des maux de tête le matin et plusieurs autres problèmes. Il faut consulter un professionnel de la santé spécialisé dans cette discipline dès que l'on constate le problème.

Autoévaluation - Ton sommeil est-il réparateur?

Coche les affirmations qui correspondent à ta situation.

Symptômes	☑
Réveils nocturnes fréquents et sans raison apparente	
Temps pour s'endormir ou se rendormir beaucoup trop long	
Cauchemars et rêves troublants	
Fatigue excessive durant la journée	
Besoin de café, thé, cola ou chocolat pour se réveiller	
Besoin d'alcool ou de drogue pour s'endormir	
Manque d'énergie physique chronique	
Difficulté à se concentrer sur une tâche	
Manque de motivation	
Oublis fréquents	
Irritabilité et susceptibilité	
Maux de tête matinaux	
Tendance à la dépression et/ou à l'anxiété	
Recherche d'endroits sombres durant le jour	
Additionne le nombre de cases cochées pour obtenir ton résultat	

Analyse du résultat et recommandations

De 0 à 4 : Tu présentes peu de symptômes de déséquilibre du sommeil. Tu peux tonifier ton système nerveux central et réduire le nombre de symptômes identifiés dans le questionnaire, en travaillant sur les facettes du cube de la santé, et en suivant les conseils spécifiques à l'insomnie. Voir page 171.

De 5 à 8 : Tu présentes plusieurs symptômes indicatifs d'un désordre du sommeil. Nous te conseillons de travailler sur au moins quatre facettes du cube de la santé, en suivant les conseils spécifiques à l'insomnie. Voir page 171.

9 et plus : Tu présentes la plupart des symptômes d'un désordre du sommeil. Nous t'invitons à compléter l'autoévaluation sur la dépression . Voir page 129. Nous te conseillons de travailler sur toutes les facettes du cube de la santé, en suivant les conseils spécifiques à l'insomnie. Voir page 171. Consulte un professionnel de la santé formé sur le sujet, il saura te conseiller pour retrouver la santé rapidement.

Conseils, trucs et recommandations

Conseils concernant les produits naturels

○ **Plantes médicinales et produits naturels** : La griffonia simplicifolia contient une molécule active, le 5-HTP, qui stimule la production de sérotonine, l'« hormone du plaisir ». Cette plante augmente la sensation de plaisir, diminue les symptômes du stress, atténue la dépression et allège l'anxiété. Le GABA, quant à lui, favorise la relaxation et la somnolence. La valériane améliore la qualité du sommeil en réduisant le temps nécessaire pour s'endormir. Le yuzu est aussi intéressant puisqu'il agit sur le système nerveux, et crée un effet relaxant favorisant le sommeil. Ces plantes sont décrites sur le site : *www.dolfino.tv/sgc/info-produits-naturels* .

○ **Naturopathie** : Les tisanes digestives et relaxantes favorisent le sommeil. Les tisanes de houblon, de mélisse, de verveine et de fleur d'oranger sont les plus réputées.

Conseils pour l'esprit

○ **Autohypnose** : Cette technique permet d'apprendre à reproduire rapidement un état confortable et agréable de calme et même de somnolence. L'impact sur le corps et sur l'esprit est rapide. L'autohypnose est accessible n'importe où et... c'est gratuit! Tu trouveras un livre électronique gratuit de plus de 60 pages, « Activez vos pouvoirs de guérison avec l'hypnose », sur le site : *www.pouvoir-guerison.info* .

- **Crée un rituel** : Les enfants aiment les rituels « pré-dodo ». Imite-les! Établis un rituel de quatre à six étapes à franchir avant de t'abandonner au sommeil. Voici un exemple : tu bois une tisane en prenant un bon bain chaud, tu brosses tes dents, tu bois un peu d'eau, tu lis, tu te fais border par ton amoureuse, tu fermes la lumière et tu dors. Répète le même rituel à chaque jour. Tu prépares ainsi ton cerveau à s'endormir.

Conseil alimentaire

Conseil de Catherine
Le lait chaud au miel est un breuvage et un remède de grand-mère qui réchauffe le corps et prédispose au sommeil. Il fournit des sucres, des acides aminés (L-tryptophane) et la vitamine B_6 qui stimulent la fabrication de l'« **hormone du plaisir** » : la sérotonine.

Conseils concernant les exercices physiques

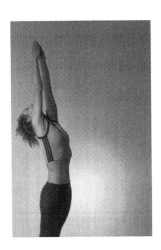

- **Exercice** : Fais du yoga ou des étirements 45 minutes avant d'aller au lit. Ça relaxe et améliore la circulation sanguine. En plus, ça peut toujours être utile d'être flexible avant d'aller au lit. ☺

- **Marche** : Prends une petite marche de santé après le souper.

- **Cardio** : Le travail cardiovasculaire chasse les pensées stressantes et aide à dormir. Fais un exercice que tu aimes pendant au moins 30 minutes. Idéalement, ne fais pas d'exercices durant les 3 heures qui précèdent ton coucher.

Conseils alimentaires

- **« Hormone de la relaxation »** : Les amandes, le riz complet, le brocoli et les agrumes contiennent du GABA, que l'on pourrait aussi appeler l'« hormone de la relaxation ».

- **À bas les sucres rapides!** : Les sucres rapides tels que les colas, les gâteaux et l'alcool engendrent l'éveil. Favorise plutôt les aliments qui contiennent des sucres lents comme le pain entier, le riz complet, etc.

- o **Aliments et breuvages chauds** : Ils augmentent légèrement la température corporelle, et nous mènent ainsi vers le sommeil.

- o **Évite les protéines après le souper** : Les protéines contenues dans la viande, les arachides et plusieurs autres aliments bloquent la production de messagers chimiques essentiels au sommeil.

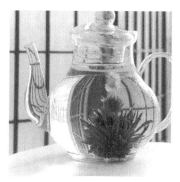

Conseils concernant les thérapies corporelles

- o **Massage californien** : Ce massage est constitué d'effleurements. Il calme, apaise et te conduira rapidement dans les bras de Morphée. C'est une belle activité à faire en couple. Ce type de massage est efficace aussi sur les jeunes enfants qui ont de la difficulté à s'endormir. En plus des bénéfices thérapeutiques, c'est excellent pour créer un climat d'échange et de partage. Il y a plusieurs livres et vidéos qui expliquent la technique. Tu trouveras une vidéo de démonstration sur le site : *www.dolfino.tv/sgc/videos-massage* .

- o **Bain chaud avec aromathérapie** : En soirée, la température du corps diminue; c'est alors que l'on commence à s'endormir. Le bain augmente la température du corps, et le force à se refroidir par la suite. C'est ainsi qu'il favorise le sommeil. L'huile essentielle de mélisse, par exemple, ajoute au plaisir du bain, et en augmente l'efficacité à cause de ses qualités calmantes.

Conseils d'ordre environnemental

- o **Feng shui** : La disposition des meubles dans la chambre à coucher, la couleur des murs, la position des miroirs et des fenêtres sont autant d'éléments qui peuvent intervenir dans la qualité du sommeil. Nous te conseillons de lire des livres sur le sujet, ou de consulter un spécialiste du feng shui. Tu trouveras des reportages à ce propos sur le site : *www.dolfino.tv/sgc/feng-shui* .

- o **Luminosité** : Évite d'écouter la télévision, de travailler à l'ordinateur et de t'exposer à une lumière intense dans l'heure précédant le coucher.

- o **Air frais** : L'air frais et bien oxygéné contribue à la qualité du sommeil. Aère ta chambre avant de te coucher ou ouvre légèrement la fenêtre. Une température de 18°C favorise le sommeil... Il faut donc prévoir une couette bien chaude et douillette!

o **Éliminer les éléments aggravants**

◊ Environnement de travail mal éclairé ou éclairé aux néons

◊ Changements fréquents d'horaire de travail

◊ Travail de nuit à horaire rotatif

◊ Activité physique insuffisante ou de faible intensité

◊ Consommation quotidienne d'alcool

◊ Consommation de tabac, café, thé ou autres stimulants après 17 heures

◊ Lecture stressante au lit

◊ Consommation de nourriture au lit

◊ Sommeil dans un environnement trop éclairé ou bruyant

◊ Utilisation de la télévision ou de l'ordinateur dans l'heure précédant le coucher.

Intoxication et radicaux libres

Problèmes reliés : Calculs biliaires et rénaux, cancer, cholestérol, diabète, allergie, obésité, maladie d'Alzheimer, athérosclérose, maladies dégénératives et vieillissement.

Nous avons étudié les intoxications et les radicaux libres. Remplis maintenant l'autoévaluation ci-après, pour découvrir si tu es intoxiqué. Tu peux aussi remplir l'autoévaluation sur le stress oxydatif à la page 198. Tu trouveras également dans cette section nos trucs et conseils pour te débarrasser des toxines et des radicaux libres.

Autoévaluation - Intoxication

Pour savoir si tu es intoxiqué, remplis le tableau en utilisant l'échelle suivante :

0 = jamais, 1 = occasionnellement, 2 = souvent, 3 = régulièrement

Symptômes	Évaluation	Symptômes	Évaluation
Cellulite		Brûlement oculaire	
Yeux cernés		Éruption cutanée	
Nervosité		Trouble de la peau	
Toussotement		Fragilité des ongles	
Pertes blanches (femme)		Haleine désagréable	
Démangeaison		Tendance à maigrir	
Courbature		Transpiration accrue	
Refus de l'effort		Yeux larmoyants	
Urine trouble		Yeux sans éclat	
Pessimisme		Diminution de la vision	
Gaz intestinaux		Diminution de l'ouïe	
Sensibilité au froid		Congestion des sinus	
Yeux bouffis		Écoulement nasal	
Gonflement / œdème		Sécrétions diverses	
Ballonnement		Sautillement des paupières	
Teint pâle et/ou terne		Diminution de la volonté	
Langue chargée		Diminution de la virilité	
Yeux irrités		Diminution du tonus mental	
Indigestion		Digestion imparfaite	

Additionne le nombre de cases cochées pour obtenir ton résultat : _____

Analyse du résultat et recommandations

De 0 à 9 : Faible possibilité d'être intoxiqué. À titre préventif, nous te conseillons de travailler sur au moins trois facettes du cube de la santé spécifiques à la détoxication et ce, pendant un mois, trois ou quatre fois par année. Voir page 177.

De 10 à 19 : Ton résultat montre des signes d'intoxication. Nous te conseillons de faire une cure de détoxication et de travailler au moins sur quatre facettes du cube de la santé spécifiques à la détoxication. Voir page 177.

20 et plus : Tu es assurément intoxiqué. Nous te conseillons de travailler sur les six facettes du cube de la santé spécifiques à la détoxication. Voir page 177.

Conseils, trucs et recommandations

Conseils concernant les produits naturels

- **Plantes médicinales et produits naturels** : Les plantes médicinales sont efficaces pour détoxifier les organes du corps. La racine de pissenlit travaille sur le foie, la bardane sur le sang, et la canneberge sur les reins. Ces plantes sont décrites sur le site : *www.dolfino.tv/sgc/info-produits-naturels*. Il est essentiel de détoxifier tous les organes, incluant les poumons et la peau.

  Nous te conseillons d'utiliser une combinaison de plantes qui agissent en synergie, i.e. en équipe, pour obtenir des résultats rapides sans effets secondaires. Nous te recommandons de suivre un traitement deux fois par année, pour nettoyer ton organisme en profondeur.

  Pour éliminer les radicaux libres, nous te conseillons de consommer régulièrement des jus purs de bleuet, de pomme grenade ainsi que des produits à forte valeur ORAC décrits à la page 47.

- **Bactéries lactiques** : Elles sont essentielles à la gestion des toxines et des déchets. Ces bactéries amicales permettent un fonctionnement optimal des intestins. Elles stimulent également le système immunitaire et permettent au corps de se défendre contre les bactéries pathogènes.

- **Kombucha** : Ces micro-organismes sont en fait une symbiose entre un fongus et un lichen. Ils grandissent en présence de thé vert, et constituent le secret de la longue vie des villageois slaves où abondent les vieillards âgés de plus de 100 ans... En consommant un breuvage à base de kombucha, la détoxication du corps est très rapide. Ces micro-organismes soutiennent la digestion et le travail intestinal. Ils favorisent la détoxication des cellules du corps tout en augmentant le niveau d'énergie. En plus, ce breuvage est délectable, nous en raffolons. Et ce n'est pas tout, c'est aussi amusant à faire! Tu trouveras une vidéo expliquant comment cultiver un kombucha sur le site: *www.dolfino.tv/sgc/kombucha*

Petite note d'Éric

En passant, sais-tu pourquoi les bactéries lactiques aident le corps à se défendre contre les bactéries pathogènes? Il y a toujours des « bactéries gentilles » et des « bactéries méchantes » dans ton système digestif. Tant que les « gentilles » sont présentes en quantité suffisante, elles occupent le terrain et empêchent les « méchantes » de proliférer et de causer des dommages. C'est un peu comme dans une cour d'école. Tant qu'il y a des surveillants et que la majorité des étudiants sont « gentils », les délinquants n'osent pas causer de trouble. Les problèmes commencent le jour où l'école renvoie ses surveillants, ce qui a pour conséquence d'ouvrir ses portes à tous les revendeurs de drogues de la région. En conclusion, il faut injecter des bactéries « gentilles » dans la cour d'école pour la maintenir en bonne santé. Tu n'avais jamais comparé ton système digestif à la cour de ton école primaire, n'est-ce pas!

Conseils pour l'esprit

- **Exercice respiratoire** : C'est bien simple, tu n'as qu'à te transformer en soufflet. Tu sais, c'est l'instrument qu'on utilise afin d'activer un feu. C'est efficace pour éliminer les toxines. Tu ne sais pas comment le faire? C'est bien simple. Utilise tes muscles abdominaux pour expirer bien fort puis, inspire automatiquement en les relâchant. Tu remarqueras que le son produit ressemble à celui d'un soufflet, d'où son nom. Cette technique permet de masser tes organes digestifs en profondeur, elle améliore ta circulation sanguine et favorise l'expulsion des toxines de tes poumons. Tu trouveras une démonstration de cette technique sur le site: *www.dolfino.tv/sgc/soufflet* .

- **Hypnose humaniste** : Cette forme d'hypnose permet d'entrer « en Conscience ». C'est la forme idéale d'hypnose à pratiquer pour le développement personnel et pour se concentrer sur ses objectifs. Elle permet de sublimer nos capacités. Tu trouveras plus d'information sur le site : *www.hypnose-humaniste.com* .

- o « **Sweatlodge** » **ou tente de sudation** : C'est une cérémonie de purification du corps et de l'esprit utilisée depuis des millénaires par les autochtones de plusieurs Nations. La chaleur humide est jumelée à l'emploi de plantes médicinales dépuratives pour assainir l'organisme. On a l'impression de renaître quand on sort de la tente de sudation ! Nous 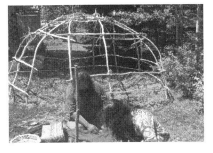 en organisons à l'occasion. Tu pourrais te joindre à nous si ça t'intéresse. Voir le site: *www.dolfino.tv/sgc/evenements-cube-sante* .

Conseils alimentaires

- o **Alimentation alcaline** : Donne-toi une cure de jeunesse en augmentant ta consommation d'aliments alcalins. Voir page 49.

- o Évite les toxines : Évite les excitants, l'alcool, les pesticides, les drogues, la cigarette et toutes les autres sources de toxines que tu connais.

- o **Bois beaucoup d'eau** : Si tu es comme la plupart de tes contemporains, tu as probablement beaucoup de toxines à éliminer. Tu dois augmenter la quantité d'eau que tu bois pendant ta cure de détoxication, pour faciliter le travail et éviter les problèmes de gestion des toxines. Assure-toi que l'eau que tu bois ne contient pas de toxines!

- o **Mange des aliments biologiques** : Tu dois arrêter de t'intoxiquer. C'est vrai, ça coûte un peu plus cher et ils sont parfois difficiles à trouver... mais tu dois quand même envisager la possibilité d'augmenter la quantité d'aliments biologiques que tu achètes à l'épicerie. Pour te motiver, tu peux comparer le prix des aliments biologiques avec celui de tomber malade, de manquer d'énergie, d'avoir des poches sous les yeux et de manquer des jours de travail.

Conseils concernant les exercices physiques

- o **Sue!** : C'est sûrement la vingtième fois que tu rencontres ce conseil dans ce livre! Fais n'importe quelle activité physique qui te fait suer. Allez! Tu peux danser, courir, jouer avec des enfants... Cela soutient la détoxication et stimule le métabolisme.

Quoi! Tu es encore en train de lire ce livre! Nous espérons que tu lis debout, la musique dans le tapis, en dansant avec des enfants qui tournent autour de toi en riant.☺

○ **Étire-toi** : Le yoga et les étirements augmentent l'irrigation sanguine en stimulant la détoxication. Tu veux une meilleure idée? Fais du bikram yoga (yoga dans un sauna). Tu pourrais faire du yoga intense dans une salle chauffée à 37°C, avec un professeur qui te dirigera et te motivera. Tu trouveras une vidéo de démonstration sur le site : *www.dolfino.tv/sgc/videos-exercices* .

Conseils concernant les thérapies corporelles

○ **Bain scandinave** : Quelle belle activité! Tu sues jusqu'à « plus capable », et tu te jettes ensuite dans l'eau froide. La sudation permet d'excréter tes toxines tandis que le froid les empêche d'être réabsorbées. Tu ne peux pas savoir à quel point ça fait du bien avant de l'avoir essayé. Tu refais le cycle trois fois, et tu te retrouves au paradis! Quelle belle invention de nos amis les Scandinaves. Tu peux aussi prendre un sauna « à la russe ».

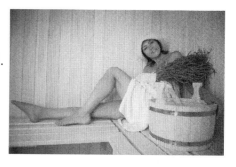

Pendant la séance, tu fouettes légèrement ta peau avec des feuilles de bouleau attachées à leur branche. Cela stimule la circulation sanguine, augmente la production de collagène, ce qui améliore la qualité de ta peau et accélère la détoxication. Le système lymphatique est stimulé lui aussi, ce qui est excellent entre autres, pour lutter contre la cellulite.

○ **Irrigation du colon** : Alors là, ce n'est pas une technique des plus agréables, mais dans la vie, il faut ce qu'il faut! Cette technique permet de « nettoyer » mécaniquement cette partie du corps où transitent de nombreuses toxines. Elle permet aussi de stimuler l'élimination naturelle. Elle fait beaucoup de bien à ceux qui en ont besoin.

○ **Les bains dérivatifs** : Voici une autre technique qui peut paraître bizarre à prime abord. Nous ne sommes pas à une bizarrerie près, n'est-ce pas! Cette technique permet au corps de se détoxifier et favorise l'élimination de la graisse. Il s'agit simplement de se rafraîchir les organes génitaux pendant quelques minutes à chaque jour. Cela consiste à passer une serviette d'eau froide sur le périnée et les deux plis inguinaux, i.e. de l'aine. Dès que la serviette devient tiède, elle doit être mouillée à nouveau à l'eau froide. Cela permet de stimuler les tissus (fascias) et les intestins, permettant ainsi l'expulsion des selles, ainsi que le déplacement et l'élimination des amas graisseux dans tout le corps. Tu trouveras un livre sur le sujet sur le site : *http://sn.im/rgkno* .

- o **Patchs osmotiques pour les pieds** : Ces petits patchs sont un mystère de nos amis les Japonais. Ils vendent ces timbres blancs à coller habituellement sous tes pieds avant de te coucher. Tu peux aussi les coller vis-à-vis l'organe que tu veux détoxifier. Tu les laisses en place pour la nuit et, lorsque tu te réveilles, ils sont noirs et dégoûtants. Tu refais ce traitement pendant quelques jours, jusqu'à ce que tu te réveilles avec des patchs propres. C'est comme s'ils attiraient et absorbaient les toxines. Nous avons utilisé ces timbres avec succès pour traiter plusieurs cas d'intoxication. Ne nous demande pas comment ça fonctionne, tu devras aller consulter les Japonais pour comprendre. Tout ce que nous pouvons dire, c'est qu'ils sont efficaces! Tu les trouveras sur le site : *www.dolfino.tv/sgc/patches-osmotiques* .

- o **Drainage lymphatique** : Le système lymphatique est un des éléments les plus importants du système immunitaire. Il se charge d'une partie des déchets de l'organisme. Son dysfonctionnement entraîne une mauvaise évacuation des toxines, la cellulite, la rétention d'eau et une baisse d'efficacité du système immunitaire. Le drainage lymphatique est une technique d'effleurement qui stimule et active le système lymphatique. Tu trouveras une vidéo de démonstration sur le site : *www.dolfino.tv/sgc/videos-massage* .

- o **Raclage de la langue** : La langue accumule parfois beaucoup de toxines. En médecine ayurvédique, on observe l'enduit sur la langue afin d'identifier les organes engorgés ou malades. Nous te raconterons peut-être un jour l'histoire fascinante de l'invention de la technique millénaire du raclage de la langue. Nous nous contentons aujourd'hui de t'exposer les bases rudimentaires de cet art. Alors, tu prends une cuillère à soupe ou ta brosse à dent ou une brosse prévue à cet effet, et tu sors la langue le plus loin possible. Tu inspires et expires profondément. Tu es prêt? Alors vas-y, racle, puis brosse ta langue jusqu'à ce qu'elle soit toute rose. Et voilà, c'est tout! Nous publierons peut-être un jour la technique complète en 12 volumes. ☺

Conseils d'ordre environnemental

- o **Respire l'air pur** : Assure-toi que ton environnement est bien aéré et que l'air est de bonne qualité. Lave ton système de ventilation et demande au propriétaire de l'immeuble où tu travailles de faire de même. Il ne veut pas? Joins-toi aux gens qui souffrent d'allergies et organise une danse de protestation devant sa maison le dimanche matin!

Ménopause, préménopause et postménopause

Problèmes reliés : Bouffées de chaleur, sautes d'humeur, dépression, saignements vaginaux, sécheresse vaginale, fatigue, démotivation, insomnie et fibrome.

La ménopause, c'est un peu comme faire l'amour. Les deux peuvent se diviser en trois phases. Pour l'amour, on dit qu'il y a les préliminaires, suivi de la grande passion (on l'espère!) et ça se termine par des mamours. Il en est de même pour la ménopause. Il y a la préménopause, la ménopause et la postménopause. Là s'arrête la comparaison. Pour le reste, l'amour et la ménopause ont très peu en commun. ☺

La ménopause est une période de transition que la femme traverse entre 40 et 60 ans. Elle commence lorsque l'ovulation devient irrégulière. Les symptômes les plus célèbres sont la perturbation du sommeil, les sautes d'humeur et les fameuses bouffées de chaleur. Elle se termine officiellement lorsque les symptômes disparaissent.

Pourquoi diantre est-ce que les femmes passent par là? C'est bien simple. Autour de la cinquantaine, les ovaires ralentissent la production des hormones sexuelles (œstrogène et progestérone). Durant les premières années (préménopause), le cycle menstruel est instable. Les menstruations sont tantôt plus abondantes ou tantôt moins abondantes, plus longues ou plus courtes que la moyenne des règles du passé. Le corps doit compenser pour la baisse des hormones sexuelles en produisant d'autres hormones. Cette période d'ajustement s'avère souvent difficile dans la vie d'une femme.

La ménopause peut causer plusieurs symptômes :

- Bouffées de chaleur
- Maux de tête, nervosité et dépression
- Troubles du sommeil et de l'humeur
- Pertes sanguines
- Sécheresse vaginale et vieillissement de la peau
- Augmentation du poids, fatigue et baisse de libido.

Idéalement, les niveaux d'œstrogène et de progestérone diminuent de manière équilibrée. Plus le déséquilibre est important, plus les symptômes de la ménopause sont prononcés. Pourquoi? Eh bien, c'est que ces deux hormones jouent certains rôles contraires, opposés... un peu comme le soleil et la pluie. Le soleil favorise la sécheresse alors que la pluie favorise l'humidité. Si ces deux éléments sont déséquilibrés, les tomates, par exemple, seront petites ou gorgées d'eau, selon la température. C'est un peu la même chose avec les hormones. Par exemple, l'œstrogène stimule le système nerveux central alors que la progestérone le calme. L'irritabilité apparaît donc lorsque la progestérone, qui est en fait l'hormone de jeunesse de la femme, diminue plus rapidement que les œstrogènes. Dans cette histoire, l'œstrogène c'est le soleil, la progestérone c'est la pluie et la femme en ménopause est la tomate. Voilà!☺

Actuellement, en Amérique du Nord, le taux de progestérone diminue deux fois plus rapidement que le taux d'œstrogènes pendant la ménopause. Tu as déjà entendu parler des xéno-œstrogènes? Ce sont des imitateurs d'œstrogène que l'on retrouve dans les polluants, les pesticides, les hormones contenues dans la viande et les antibiotiques administrés aux volailles. On les suspecte d'être en partie responsables du déséquilibre du ratio « progestérone/oestrogène », responsable des nombreux symptômes de la ménopause. Les menstruations hâtives des adolescentes pourraient aussi être causées par ces xéno-œstrogènes. La seule façon de les éviter est de manger des aliments certifiés biologiques.

Tu trouveras plus d'informations sur la ménopause : description, causes, symptômes, références scientifiques sur le site : *www.dolfino.tv/sgc/ menopause*

Maladies associées

Plusieurs maladies sont associées à la ménopause :

- o **Ostéoporose** : La ménopause accélère la perte osseuse pendant quelques années. Elle revient ensuite à la normale.

- o **Troubles cardio-vasculaires** : Le risque de ces maladies augmente pendant la ménopause.

- o **Incontinence urinaire** : La baisse en œstrogène peut entraîner une atrophie des muscles du périnée. Des gouttes d'urine peuvent ainsi s'échapper durant un effort, pendant les relations sexuelles, ou lorsque la personne rit ou tousse.

Autoévaluation - Ménopause

Cette autoévaluation permet de déterminer si une femme est en période de ménopause.

Symptômes	☑
Sueurs nocturnes	
Nausées ou bouffées de chaleur	
Émotivité, anxiété, irritabilité et/ou instabilité de l'humeur	
Difficulté de concentration	
Seins gonflés et douloureux	
Amnésies occasionnelles, pertes de la mémoire et oublis	
Difficulté d'endormissement, troubles du sommeil et/ou réveils nocturnes fréquents	
Fatigue, manque ou baisse d'énergie	
Maux de tête et migraines	
Modification de l'apparence physique : peau plus flasque et plus ridée	
Gain de poids sans raison apparente	
Baisse de la libido : moins de désir pour les relations sexuelles qu'auparavant	
Sécheresse vaginale ou douleur pendant les relations sexuelles	
Contrôle de la vessie moins efficace et fuites imprévisibles d'urine	
Infection des voies urinaires et du conduit vaginal et saignements vaginaux	
Trouble dépressif, même en présence d'une vie satisfaisante	
Additionner le nombre de cases cochées pour obtenir le résultat	

Analyse du résultat et recommandations

Moins de 4 avec des menstruations régulières ou interrompues : Il n'y a pas de signe de ménopause.

4 et plus: Présence de plusieurs symptômes d'une préménopause. Suivre les conseils donnés aux pages suivantes.

Plus de 6 avec des menstruations irrégulières : Présence certaine d'une ménopause. Plus le nombre de symptômes est élevé, plus il est important de travailler sur les six facettes du cube de la santé spécifiques à la ménopause. Voir page 184.

Conseils, trucs et recommandations

Conseils concernant les produits naturels

- o **Huiles de lin et d'onagre** : Leurs acides gras régularisent les hormones féminines et réduisent ainsi les symptômes de la ménopause tels que les bouffées de chaleur et l'irritabilité.

- o **Plantes médicinales et produits naturels** : L'actée à grappes noires et la sauge sont efficaces pour réduire l'intensité de certains symptômes, dont les bouffées de chaleur. Ces plantes sont décrites sur le site : *www.dolfino.tv/sgc/info-produits-naturels* .

Nous conseillons aux femmes en ménopause de consommer des précurseurs d'hormones naturels tels que les isoflavones de soya. Ils stimulent le corps à rétablir l'équilibre hormonal normal (ratio œstrogène/progestérone) et réduisent rapidement les effets secondaires reliés à la ménopause.

Conseil de Catherine

Durant la ménopause, je conseille de prendre un supplément de complexe B sous forme liquide. Le déséquilibre hormonal augmente les besoins en vitamines B. Étant donné que ces vitamines ne peuvent être stockées plus d'une journée, il est bénéfique d'en prendre un supplément à chaque jour. Elles sont essentielles au bon fonctionnement du système nerveux central et du système circulatoire. Aucune femme en ménopause ne devrait se priver du regain d'énergie que procurent ces vitamines.

o **Naturopathie** : L'ajout du pollen d'abeilles à l'alimentation est bénéfique.

Conseils pour l'esprit

o **Chromothérapie** : Le bleu est froid, il calme et rafraîchit. C'est la couleur la plus efficace pour diminuer les symptômes et les problèmes associés à la ménopause. Il suffit d'allumer et de se placer devant une lumière bleue pendant 15 minutes par jour.

o **Autohypnose** : Les techniques d'hypnose sont efficaces pour contrôler les symptômes de la ménopause et pour favoriser l'équilibre hormonal. Ça vaut la peine de consacrer un peu de temps pour les apprendre. Tu trouveras un livre électronique gratuit de plus de 60 pages, « Activez vos pouvoirs de guérison avec l'hypnose », sur le site : *www.pouvoir-guerison.info* .

o **Visualisation** : Il est possible d'atténuer les inconforts de la ménopause par la visualisation. Il faut d'abord fermer les yeux et associer une couleur, une forme, une odeur et une saveur à l'inconfort. Il faut ensuite visualiser que les caractéristiques associées se transforment et s'embellissent. Cette technique est encore plus puissante lorsqu'elle est combinée à l'hypnose. Ça peut paraître bizarre à première vue, mais ça ne coûte rien d'essayer.

o **Exercices respiratoires** : Il est possible de faire « avorter » les bouffées de chaleur en en contrôlant sa respiration. Nous conseillons la séquence suivante : 5 secondes d'inspiration suivies immédiatement de 5 secondes d'expiration. Faire ensuite une pause de 5 secondes alors que les poumons sont vides. Répéter cet exercice pendant au moins 5 minutes.

Conseils alimentaires

o **Adaptogène** : Plusieurs aliments contiennent des molécules adaptogènes qui aident à régulariser l'équilibre hormonal. Les produits du soya, les germinations de trèfle et le maca sont efficaces.

o **Aliment biologique** : Les aliments contenant des hormones, des antibiotiques et des pesticides ont des impacts négatifs sur l'équilibre hormonal. Il est donc bénéfique de réduire la consommation de viande industrielle, par exemple. Nous t'encourageons à augmenter ta consommation d'aliments biologiques.

o **Sucres concentrés** : Les sucres concentrés nuisent à l'équilibre hormonal.

Il faut donc éviter le miel, la mélasse, le sirop de maïs et tous les aliments qui en contiennent tels que : gâteaux, biscuits, pâtisseries, chocolat, bonbons, etc.

Conseils concernant les exercices physiques

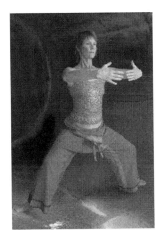

- o **Qi gong, le yoga et le tai-chi** : On peut choisir sa discipline préférée dans la liste. Elles aident toutes à rééquilibrer les hormones et procurent de multiples bénéfices supplémentaires. La récompense vaut chaque minute investie. Voir les vidéos de démonstration sur le site : *www.dolfino.tv/sgc/videos-exercices* .

- o **Stimule le cœur** : Tous les exercices qui essoufflent et font suer sont efficaces. Le système hormonal a besoin de stimulation pour retrouver son équilibre. Le ski de fond, la natation et plusieurs autres activités sont d'excellents choix.

- o **Bosu Ball** : Ce demi-ballon permet d'effectuer des exercices qui stimulent tous les muscles du corps. Il permet de renforcer les os et de conserver le tonus musculaire.

Conseils concernant les thérapies corporelles

- o **Aromathérapie** : Les huiles essentielles sont surtout utilisées pour atténuer les symptômes reliés à la nervosité, soit l'angoisse, l'insomnie et l'irritabilité. La lavande est un excellent choix. L'huile essentielle d'anis vert aide à contrôler les bouffées de chaleur.

- o **Shiatsu** : Cette technique s'apparente à l'acuponcture, mais s'effectue sans aiguilles. Selon la médecine chinoise, la pression exercée sur divers points énergétiques permet d'équilibrer l'organisme, de favoriser la santé et de réduire les symptômes de la ménopause. En plus, c'est agréable! Voir la vidéo de démonstration sur le site : *www.dolfino.tv/sgc/videos-massage* .

Conseil d'ordre environnemental

○ **Lumière et champs électromagnétiques** : Il est possible que certaines lumières, telles que celle des néons, soient néfastes pour la régularisation hormonale. Selon certaines études, elles pourraient aussi augmenter le risque des cancers hormonaux-dépendants comme le cancer du sein et de l'utérus. Bien que ces études n'aient pas démontré une relation hors de tout doute, nous conseillons tout de même d'éloigner les sources de champs électromagnétiques du lit, tels que le réseau Wi-Fi, la télévision, etc.

Obésité, surplus de poids et syndrome métabolique

Problèmes reliés : Excès de poids, prise de poids continuelle, rage de sucre et cellulite.

Fais rire les saumons!

Voici une autre analogie.

Imagine-toi que tu es une belle rivière qui traverse une forêt tropicale ancestrale. Tu es entourée de montagnes aux sommets enneigés qui t'alimentent d'eau fraîche, pure et limpide. Les saumons nagent en toi et remontent tes chutes en riant. Tu es fougueuse, pleine d'énergie et tu es au centre de la vie de ton écosystème.

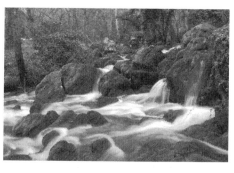

Imagine-toi maintenant qu'un glacier tombe follement amoureux de toi. Au lieu de t'écrire des poèmes, il oriente sa fonte vers toi. Tu sens alors un fort courant d'énergie te traverser. Ce courant est tellement fort que tu débordes, tu prends de l'ampleur et tu érodes tes berges. Ensuite, ne pouvant accepter l'idée que ton courant se perde dans ton amie l'Océan, le glacier t'envoie des sédiments qui t'empêchent de t'y déverser. Tu perds alors ton élan, tu prends des formes jusqu'alors inconnues et tu deviens un terrain fertile pour les mouches.

Ta santé, en tant que rivière, dépend entre autres de :

○ la quantité et de la qualité de l'eau qui t'alimente

○ la qualité de tes berges qui te purifient

○ ta capacité d'écoulement.

Tu retrouveras la santé en te détachant du glacier qui t'a envahi, en augmentant ta capacité d'écoulement et en soignant tes berges. Tu dois travailler sur chacun de ces éléments systématiquement. Tu retrouveras ainsi toute la joie qui te caractérise et tu contribueras à ton écosystème à ta pleine mesure.

Tu auras compris que dans ta vie d'humain :

o L'eau de la rivière et le glacier qui l'alimente représentent l'énergie que tu absorbes par ton alimentation

o Les berges sont les suppléments alimentaires, les méthodes corporelles et les attitudes mentales qui te soignent et te purifient

o L'écoulement vers l'océan est l'exercice physique qui stimule l'évacuation et le renouvellement de l'énergie. L'énergie ne doit pas être stagnante dans ton corps, elle doit être évacuée comme l'eau de la rivière qui s'écoule vers l'océan. Tu dois t'assurer qu'elle n'est pas bloquée, et que rien ne la ralentit inutilement

o Les mouches, ces petites bestioles piquantes et désagréables, sont des maladies.

Tout va bien tant que tu absorbes de l'énergie saine, que tu la purifies au passage, et que tu l'évacues au même rythme que tu l'absorbes. Tu prends du poids lorsque tu absorbes plus d'énergie que tu en écoules. Les blocages causés par un mode de vie sédentaire contribuent aussi à la prise de poids en plus d'attirer la maladie et la fatigue.

Tu dois travailler sur chacune des facettes du cube de la santé pour maintenir ton poids santé. L'alimentation est une facette importante, mais aucune diète ne pourra t'aider à long terme, si tu ne travailles pas également sur les autres facettes. L'union fait la force!

Le syndrome X

Le métabolisme est la somme de toutes les réactions biochimiques essentielles au bon fonctionnement du corps. Plus le métabolisme est actif, plus nous brûlons de calories (énergie).

Le syndrome métabolique est relié à un mauvais fonctionnement du métabolisme. On estime que de 20 à 25 % des adultes américains en sont atteints. Notre tendance à la sédentarité et à l'embonpoint font en sorte que ce syndrome touche de plus en plus les jeunes. On estime que 11.5 % des jeunes Québécois âgés entre 9 et 16 ans en sont atteints.

On peut considérer le syndrome métabolique comme le stade précoce de plusieurs maladies graves telles que l'obésité, le diabète de type II et les troubles cardio-vasculaires. Les chercheurs soupçonnent qu'il existe un lien entre ce syndrome et d'autres maladies graves comme le cancer du sein, de l'utérus, de la prostate et du côlon, de même que la maladie d'Alzheimer. La grande majorité des cas sont liés à un style de vie sédentaire et à une mauvaise alimentation.

Veux-tu une bonne nouvelle? Chaque facette du cube de la santé renforce un cercle vertueux. Il suffit de l'activer. En mangeant mieux, tu auras plus d'énergie pour faire de l'exercice physique. En faisant de l'exercice, tes pensées seront plus positives et tu seras plus motivé. En ayant une attitude positive tu auras envie de continuer...

Autoévaluation - Syndrome métabolique

Un nombre de points est associé à chaque question du tableau ci-dessous. Lorsque qu'une réponse est « oui », il faut inscrire le nombre de points correspondant dans la colonne « résultat ». N'hésite pas à demander l'aide d'un professionnel de la santé pour répondre aux questions auxquelles tu ne connais pas la réponse.

Questions	Points	Pointage
Diagnostic d'hypertension	3	
Pression systolique supérieure à 130 mmHg	1	
Surplus / excès de poids corporel	1	
Tour de taille (femme): supérieur à 88 cm (35 po)	3	
Tour de taille (homme): supérieur à 102 cm (40 po)	3	
Dérèglement insulinique : hypoglycémie	1	
Résistance à l'insuline : diabète/hyperglycémie	3	
Stress	3	
Sédentarité : peu ou pas exercices	1	
LDL trop élevé : excès de « mauvais » cholestérol	3	
HDL trop bas : déficit de « bon » cholestérol	1	
Triglycérides sanguins élevés	2	

Additionne la colonne « pointage » pour obtenir ton résultat : _____

Analyse du résultat et recommandations

De 0 à 6 : Tu ne présentes pas ou peu de signes du syndrome métabolique.

De 7 à 12 : Tu présentes quelques signes avant-coureurs du syndrome métabolique. Nous te conseillons de travailler sur au moins deux facettes du cube de la santé, en suivant les conseils spécifiques au syndrome métabolique. Voir page 190.

De 13 à 18 : Tu présentes un grand nombre de signes du syndrome métabolique. Nous te conseillons de détoxifier ton organisme et de travailler sur au moins quatre facettes du cube de la santé, en suivant les conseils spécifiques au syndrome métabolique. Voir page 190.

19 et plus : Tu présentes tous les signes du syndrome métabolique. Si ce n'est déjà fait, tu dois rapidement consulter un professionnel de la santé. Nous te conseillons de travailler sur toutes les facettes du cube de la santé, en suivant les conseils spécifiques au syndrome métabolique. Voir page 190. Tu reprendras le contrôle de ta vie, te recouvreras l'énergie pour atteindre tes objectifs, et un corps dont tu pourras être fier.

Conseils, trucs et recommandations

Conseils concernant les produits naturels

o **Plantes médicinales et produits naturels** : Le coléus forskolin favorise l'apparition de masses maigres et stimule le métabolisme (dépense calorique au repos). Le garcinia cambogia favorise la perte de poids, réduit l'appétit et augmente le niveau d'énergie. Le cactus hoodia possède un effet coupe-faim très intéressant. Ces plantes sont décrites sur le site : *dolfino.tv/sgc/info-produits-naturels* .

o **Algues et produits de la mer** : Non traitées, les dysfonctions de la glande thyroïde peuvent causer des excès de poids. Les algues et les produits de la mer contiennent de l'iode possédant un effet bénéfique sur cette glande. Ils peuvent ainsi favoriser la perte de poids.

   Note : Nous te conseillons de consulter un médecin si tu suspectes des problèmes avec ta glande thyroïde.

o **Naturopathie** : Les fibres provoquent un effet de satiété et supportent la digestion. Les ingrédients riches en fibres sont donc des choix minceurs. Certains fruits et légumes en contiennent de bonnes quantités. Tu peux aussi ajouter des fibres à ton alimentation telles que le psyllium, la pectine et le glucomannane.

Conseils pour l'esprit

o **Affirmation positive** : Crée une affirmation positive puissante. Voir page 39.

- **Programmation neurolinguistique (PNL)** : Certaines techniques de PNL permettent de remplacer le besoin d'aliments malsains par d'autres actions et aliments qui sont plus sains et favorables à la perte de poids. Raymonde Forget a écrit un excellent livre à ce sujet. Voir le site : *www.maigrirsansobsession.com* .

- **Hypno-coaching** : Le soutien d'un coach permet de se fixer des objectifs, de comprendre les mécanismes de la motivation, et de maintenir son bien-être pendant la perte de poids. La combinaison avec l'hypnose permet d'accélérer les résultats. Tu trouveras une liste de coachs professionnels sur le site : *www.dolfino.tv/sgc/coaching* .

- **Exercices respiratoires** : La technique du soufflet stimule le métabolisme et augmente la dépense calorique. Cette méthode est bien simple. Tu utilises tes muscles abdominaux pour expirer bien fort, puis tu inspires automatiquement en les relâchant. Tu n'as qu'à faire 3 cycles de 30 secondes par jour, en faisant une pause d'au moins 30 secondes entre chaque cycle. Tu remarqueras que le son ainsi produit ressemble à celui d'un soufflet, d'où son nom. Tu trouveras une vidéo de démonstration sur le site :
  www.dolfino.tv/sgc/soufflet .

Conseil d'Éric

Le rire stimule la sécrétion d'endorphines, réduit le stress, brûle des calories et favorise la sécrétion de la sérotonine l'« hormone du plaisir ». En voici une d̶
Une mère dit à son garçon :
- N'oublie pas que nous sommes sur terre pour tr̶
- Bon, alors moi, plus tard je serai marin!
Tu trouveras des vidéos drôles et des blagues sur
www.dolfino.tv/sgc/blagues .

Conseils alimentaires

- **Bois de l'eau** : La déshydratation augmente le taux de cortisol la « méchante hormone du stress ». Cette hormone est l'une des pires ennemies du cœur et de la perte de poids. L'eau favorise la santé en général et permet de se sentir plus satisfait et repu.

- **Évite les aliments transformés** : Ils sont souvent riches en calories vides, en sel et en gras saturés. Nous te conseillons de privilégier les aliments dans leur forme originale, telle que la nature les a créés.

o **Favorise les aliments à calories négatives** : Ces aliments ont un indice de satiété élevé, procurent peu de calories, et exigent une forte dépense calorique lors de la digestion. Les pommes, les asperges vertes et les mûres sont d'excellents choix. Voir page 43.

Conseils concernant les exercices physiques

o **Alterne intensité et repos** : L'intensité stimule le métabolisme. Tu peux donc inclure des sprints dans ta routine de jogging, ou une musique endiablée dans ta séance de danse.

o **Pratique un sport qui brûle beaucoup de calories** : le saut à la corde, le trampoline, le bikram yoga et plusieurs autres activités qui permettent de brûler plus de 1000 calories en une séance de 90 minutes.

o **Bouge dans la bonne humeur** : Ce n'est pas compliqué... tu dois bouger régulièrement! Tu peux le faire à l'extérieur ou à l'intérieur, vêtu ou nu, ce qui compte c'est que tu bouges. Tu peux jouer à la Wii de Nintendo, faire de la marche nordique, danser ou monter les marches de ton immeuble. L'important est d'aimer ce que tu fais et de le faire régulièrement.

o **Pratique le qi gong ou le tao** : Ces disciplines sont constituées d'exercices puissants pour stimuler et équilibrer les organes du corps. Certains exercices accélèrent le métabolisme et réduisent la faim. Tu trouveras des vidéos d'introduction au qi gong et au tao sur le site : *www.dolfino.tv/sgc/videos-exercices* .

o **Fais travailler tes muscles** : Les muscles brûlent beaucoup d'énergie. Tu peux travailler au gymnase, utiliser l'exerciseur elliptique (cross-trainer), pratiquer le ballon suisse, lever des boites de petits pois, transporter de la terre sur ton terrain ou faire des pompes-bécots (push-ups-bécots) avec un jeune enfant. Il s'agit de placer l'enfant par terre et de frotter ton nez contre le sien. À chaque fois, tu plies les coudes pour faire un bécot, puis tu allonges les bras, et tu recommences autant de fois que ton corps te le permet. L'important est de faire travailler tes muscles... et faire rigoler le petit!

Conseils concernant les thérapies corporelles

- o **Enveloppement aux algues** : Ce traitement permet la détoxication, réduit la « peau d'orange » due à la cellulite et stimule la circulation sanguine.

- o **Drainage lymphatique** : Cette technique stimule les systèmes lymphatique et immunitaire. Elle réduit ainsi la cellulite qui est souvent due à un excès de toxines et de lipides dans le système lymphatique. Le drainage lymphatique supporte la perte de poids en réduisant la rétention d'eau. Tu trouveras une vidéo de démonstration sur le site : *www.dolfino.tv/sgc/videos-massage* .

- o **Les bains dérivatifs** : Les Chinois, les Guinéens ainsi que de nombreux Autochtones d'Afrique connaissent les techniques des bains dérivatifs. Ils sont utilisés pour permettre au corps de se détoxifier, pour favoriser l'élimination de la graisse donc, pour de perdre du poids. On utilise cette technique depuis plusieurs milliers d'années. On a souvent qualifié à tort les bains dérivatifs de compétence archaïque. Pourtant, l'allaitement est aussi une de ces compétences archaïques et il est bénéfique. Le bain dérivatif est une technique qui consiste à combiner l'action rafraîchissante de l'eau froide à celle de la friction dans les deux plis inguinaux (aines), et sur le périnée (au niveau des organes sexuels). Il s'agit donc simplement, pendant quelques minutes et quotidiennement, de rafraîchir les organes génitaux en y passant une débarbouillette imbibée d'eau froide. Dès que l'eau devient tiède, elle doit être mouillée à nouveau dans l'eau froide et essorée. Cela permet de stimuler les tissus conjonctifs (fascias) et les intestins, permettant l'expulsion des selles, ainsi que le déplacement et l'élimination dans tout le corps des amas graisseux. Tu trouveras un livre sur le sujet sur le site: *http://sn.im/rgkno* .

- o **Cohérence cardiaque** : C'est une méthode nouvelle qui, à notre avis, est très intéressante. Elle agit sur le métabolisme et le taux de cortisol, la « méchante hormone du stress ». Tu dois simplement effectuer l'exercice suivant pendant 3 minutes, 3 fois par jour et le tour est joué. Moins de 10 minutes par jour, c'est peu! La régularité est fondamentale, tu dois le faire quotidiennement. Tu n'as qu'à 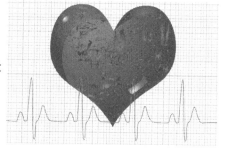 utiliser une minuterie, des crayons et une feuille de papier. Ensuite :

- o Positionne la minuterie à 3 minutes
- o Place la feuille devant toi, horizontalement
- o Prends 2 ou 3 grandes respirations
- o Place ta main à l'extrémité gauche de la feuille
- o Ferme les yeux
- o Dessine de longues et minces vagues sur la feuille
- o Inspire lentement en traçant une ligne vers le haut de la feuille
- o Expire lentement en traçant une ligne vers le bas de la feuille
- o Lorsque la sonnerie retentit, tu cesses d'écrire et tu comptes les vagues
- o Ton but est de dessiner 18 vagues à chaque 3 minutes
- o Si ton total est de plus 18 vagues, ralentit ton rythme respiratoire
- o S'il est moins de 18 vagues, accélère ton rythme respiratoire
- o Les yeux fermés, ton but est de toujours faire 18 vagues, exactement

Tu verras, ça fait un bien fou et ça te fera maigrir avec le temps.

- o **Power plate ou machine à plaques vibrantes** : Cette machine, sur laquelle on se tient debout, assis ou selon une série de positions spécifiques, vibre extrêmement rapidement. Elle permet ainsi de :
  - o Stimuler la circulation sanguine et lymphatique
  - o Favoriser la contraction musculaire et la tonicité des muscles
  - o Améliorer la posture
  - o Brûler des calories
  - o Stimuler le corps à produire des endorphines qui réduisent la douleur.
- o **Bain scandinav**e : Quelle belle façon de perdre du poids! Tu stimules ton métabolisme en alternant des périodes de chaleur intense, avec de courtes saucettes dans l'eau froide. La séance dans la chaleur te permet de suer et de te détoxifier. La période dans l'eau froide raffermit ta peau et élimine, oui, oui, elle <u>élimine</u> le stress et son partenaire, le « méchant cortisol ». Tu en sortiras avec le métabolisme qui fonctionne à bloc, l'esprit clair et le sourire aux lèvres!
- o **Aromathérapi**e : Les huiles essentielles de camomille noble, de pamplemousse et de basilic coupent la faim. Celle du citron favorise l'amaigrissement. Elles sont des alliées fidèles dans la lutte contre l'excès de poids.

Conseil d'ordre environnemental

○ **Réduis les sources de stress** : Le stress est un des pires salopards que tu rencontreras dans ta vie. Le tort qu'il peut te causer est inimaginable. Certains chercheurs disent qu'il se pourrait qu'il soit responsable de jusqu'à 70 % de toutes les visites médicales. Tu dois éliminer les sources de stress dans ta vie. Le bruit, les chicanes, les pressions inutiles au travail... DEHORS LE STRESS! En agissant ainsi, tu auras plus de facilité à contrôler ton alimentation, tu seras plus motivé à faire de l'exercice, et tes efforts donneront des résultats plus rapidement sans lui.

Prévention du cancer et des maladies dégénératives

Problèmes reliés : Carcinome, maladie de Hodgkin, sclérose en plaques, maladie d'Alzheimer, maladie de Parkinson, dégénérescence maculaire, fibromyalgie et syndrome de fatigue chronique.

Le royaume des ivrognes

As-tu déjà assisté à une fête où quelqu'un prend un verre de trop et commence à prendre toute la place? Il parle fort, il raconte des histoires et émet des opinions comme si elles étaient les paroles de Dieu. Si personne ne réagit, l'ambiance se dégrade et chacun veut rentrer chez soi. Un groupe dynamique sait l'amener à l'écart et le neutraliser en attendant qu'il dégrise.

Tu peux voir ton corps comme un grand groupe de cellules qui font la fête ensemble. Lorsqu'une cellule « perd la tête », le système immunitaire la met à l'écart et la célébration continue. Il arrive cependant qu'une cellule malsaine ne soit pas détectée. Elle se met alors à se reproduire et crée une famille d'ivrognes de père en fils. Ces cellules sont convaincues qu'elles détiennent la vérité. Elles décident de créer leur propre royaume. Les vois-tu? Elles ont le nez rouge, les cheveux ébouriffés et un sourire sordide aux lèvres. Certains groupes limitent leur colonisation à des endroits précis, ils forment des tumeurs bénignes. Ils peuvent créer des pressions sur des organes sains, mais n'envahissent pas le reste de l'organisme. D'autres groupes sont des envahisseurs dignes d'Alexandre Le Grand, roi de Macédoine, créateur de royaumes en son temps. Ces groupes de mauvaises cellules utilisent le sang et la lymphe pour coloniser de grands espaces. Ils forment alors des tumeurs malignes. Certains cancers progressent rapidement alors que d'autres évoluent pendant plusieurs années. Tu apprendras comment te débarrasser d'un ivrogne sur le site : *www.dolfino.tv/sgc/ivrogne* (version anglaise).

Ne t'imagine surtout pas que ces cellules détraquées sont stupides et impuissantes! Elles sont capables de détourner les ressources de l'organisme à leur profit. On ne comprend pas exactement comment elles font, mais elles réussissent à influencer l'organisme qui créera de nouveaux vaisseaux sanguins, qui leur fourniront tous les nutriments et l'oxygène dont elles ont besoin pour leur croissance. Cette nouvelle circulation sanguine se mettra à alimenter ces cellules agressives au lieu d'alimenter le corps! Après un certain temps, l'organisme s'affaiblit et devient incapable de reprendre le contrôle et gérer ces troupes rebelles. C'est alors qu'il faut faire appel aux grands moyens fournis par la science moderne. Heureusement, elle a fait des pas de géant au cours des dernières années, et il est maintenant possible de guérir d'un grand nombre de cancers. Plus le dépistage est précoce, plus le traitement est efficace.

Signes, symptômes et prévalence

Certains cancers créent des bosses (seins) ou des lésions visibles et palpables (peau). D'autres peuvent être perçus par la présence de sang dans les selles (colon), par une toux et des crachats mêlés de sang (poumons) et par une faiblesse généralisée (leucémie). Malheureusement, la plupart des cancers ne sont détectés que lors d'un examen sanguin, de biopsies ou d'analyses chimiques.

La Société canadienne du cancer estime que plus de 40 % des Canadiens seront atteints du cancer au cours de leur vie. Dans plusieurs pays occidentaux, au Canada et en France notamment, le cancer est la première cause de décès prématuré avant l'âge de 65 ans.

Causes

Savais-tu que les mauvaises habitudes alimentaires causant une accumulation de toxines et l'hygiène de vie inadéquate sont responsables de plus de 66 % des cancers et des maladies dégénératives?

Les prédispositions génétiques sont aussi des facteurs qui augmentent le risque de souffrir d'un cancer. Toutes les explications sur les « cellules ivrognes » sont aussi valables pour toutes les maladies dégénératives. Certes, toutes ne causent pas des tumeurs, mais à la base, ce sont des maladies causées très souvent par une hygiène de vie déficiente et par des cellules qui se rebellent contre les cellules saines et le corps lui-même.

Les maladies dégénératives incluent :

- o le cancer
- o la maladie de Parkinson
- o la maladie de Creutzfeld-Jacob
- o la maladie d'Alzheimer
- o la maladie de Charcot ou sclérose latérale amyotrophique (SLA)
- o la sclérose en plaques
- o la fibromyalgie
- o le syndrome de fatigue chronique, etc.
- o la dégénérescence maculaire.

Nous ne le répèterons jamais assez : il faut manger et boire sainement, faire de l'exercice, contrôler son poids, et éviter de s'exposer à la pollution et à la fumée du tabac. Ça vaut la peine de changer tes habitudes. Tu ne veux certainement pas être envahi par le cancer, n'est-ce pas? C'est un peu comme être une femme dans un pays envahi par des terroristes en manque d'affection.

Les facteurs suivants augmentent le risque d'être atteint de maladies dégénératives et de cancer.

- o **Radicaux libres externes** : Les rayons UV, les pesticides, les fumées domestiques, le tabac, l'alcool, les produits chimiques et les drogues génèrent une surproduction de radicaux libres. Ces radicaux détruisent la membrane cellulaire et s'attaquent directement à l'ADN. Ils stimulent la dégénérescence et le cancer. Ils favorisent l'apparition de « cellules ivrognes ». Tu peux éviter plusieurs de ces attaques en changeant tes habitudes.

- o **Radicaux libres internes** : Notre corps produit ses propres radicaux libres. Ils s'attaquent aux membranes cellulaires et à l'ADN cellulaire. Ils accélèrent aussi le vieillissement et favorisent les mutations. Tu peux les neutraliser en consommant des antioxydants.

- o **Stress** : Le stress et les excès d'émotions stimulent la production de cortisol, et créent des déséquilibres. Ils épuisent le système nerveux et affaiblissent le système immunitaire. N'oublie pas que celui-ci doit être vigilant pour détecter les cellules cancéreuses... tu ne veux tout de même pas qu'il dorme au gaz!

- o **Alimentation** : Les mauvaises habitudes alimentaires sont responsables d'un grand nombre de cancers. Une alimentation malsaine affaiblit le système immunitaire, crée des radicaux libres et favorise les mutations.

o **Contamination** : Les infections par des bactéries, des champignons et des virus affaiblissent notre système immunitaire.

Autoévaluation - Stress oxydatif

Remplis le tableau suivant pour connaître le niveau de stress oxydatif auquel tu fais face.

Section A

Aliments	Mesure	Résultat (total)
Légumes / jours	N^{bre} de portions par jour	
Légumineuses : lentilles, fèves...	N^{bre} de portions par semaine	
Fruits oléagineux : noix, amandes...	N^{bre} de fois par semaine	
Fruits de mer et/ou crustacés	N^{bre} de fois par mois	
Poisson	N^{bre} de fois par semaine	
Viande blanche	N^{bre} de fois par semaine	
Thé vert	N^{bre} de fois par jour	
Fruits	N^{bre} de portions par jour	
Types de fruits généralement consommés	Frais = 5, surgelés = 3, en conserve = 1 par jour	
Consommation de produits biologiques : plus de 25 %	Oui = 5 et Non = 0	
Céréales	Entières = 2, Autres = 0	
Types de pains ou biscottes	Entiers = 2, Blancs = 0,	
Vin rouge	1 verre/jour = 1 2 à 4 verres / semaine = 2 Plus de 4 verres / sem = 0	

Résultat de la section A :

Additionne les valeurs de la colonne « Résultat » : _____

Section B

	Mesure	Résultat
Boissons gazeuses	N^{bre} de verres par semaine	
Sucreries : bonbon, gomme, chocolat au lait	N^{bre} de portions par semaine	
Desserts sucrés : gâteau, pouding, biscuit	N^{bre} de portions par semaine	
Abats : foie, rognons, etc.	N^{bre} de fois par semaine	
Vin blanc, rosé et/ou champagne	N^{bre} de verres par semaine	
Alcools forts	N^{bre} d'onces par semaine	
Grillades, BBQ, friture	N^{bre} de repas par semaine	
Tabagisme	N^{bre} de paquets par semaine x 2	
Sport intensif : séance intense de plus d'une heure	N^{bre} de séances par semaine x 2	
Séances d'UV : bronzage avec appareils	N^{bre} de séances par mois x 2	
Séances d'ensoleillement	N^{bre} de jours de vacances au soleil par an x 2	
Niveau général de stress	0 à 10 :10 étant très stressé	
Vie en milieu urbain	Ajouter 2	
Travail en milieu urbain	Ajouter 2	
Plus de 30 minutes dans le trafic par jour	Ajouter 3 si plus de 1 h/jour	

Résultat de la section B :
Additionne les valeurs de la colonne « Résultat » : _____

Résultat total : Résultat section A – (moins) Résultat section B = : _____
Analyse du résultat et recommandations

Plus de 5 : La vie se déploie devant toi! Tes habitudes de vie sont généralement saines! Continue ainsi!

De 4 à 0 : Tu subis un stress oxydatif modéré. Tu dois améliorer ton hygiène de vie et travailler sur les facettes du cube de la santé, en suivant les conseils spécifiques aux intoxications et aux radicaux libres. Voir page 177. Tu verras, il ne sera pas très difficile d'améliorer ton bilan!

0 et moins : Tu subis un stress oxydatif élevé. Tu dois changer tes habitudes alimentaires pour y insérer plus d'aliments antioxydants. Nous te conseillons de travailler sur les 6 facettes du cube de la santé, en suivant les conseils spécifiques aux intoxications et aux radicaux libres. Voir page 177. C'est probablement le meilleur investissement que tu feras dans ta vie!

Conseils, trucs et recommandations

Nos conseils visent surtout la prévention du cancer et des maladies dégénératives. Ils peuvent aussi être utilisés pour le traitement, dans la mesure où tu en discutes au préalable avec le professionnel de la santé qui te traite

Conseils concernant les produits naturels

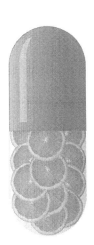

- o **Plantes médicinales et produits naturels** : Les antioxydants sont tes meilleurs alliés dans la lutte aux radicaux libres. Tu dois consommer une grande variété de ceux qui sont les plus puissants. L'asthaxantine, le coenzyme Q-10, l'acaï, le gogi et le thé vert sont particulièrement efficaces. Ces plantes sont décrites sur le site : *www.dolfino.tv/sgc/info-produits-naturels*
- o **Multivitamine** : Les vitamines sont essentielles pour prévenir les maladies dégénératives et le cancer. La vitamine C et les vitamines du complexe B sont particulièrement importantes.

Conseils pour l'esprit

- o **Affirmation positive** : L'affirmation positive puissante est une arme redoutable pour combattre le cancer et les maladies dégénératives. Voir page 39. Répète-la régulièrement en y mettant tout ton cœur. Cette habitude se combine bien avec les traitements médicaux.

- o **Hypnose** : L'hypnose permet d'obtenir le soutien de l'inconscient. C'est un allié beaucoup plus puissant que ce que tu peux penser. Il permet d'utiliser l'incroyable potentiel thérapeutique de ton inconscient. Son implication dans le processus de guérison est un important facteur de succès. Il accélère et potentialise les autres traitements que tu utilises. C'est un outil de guérison puissant que tu peux ajouter à ton arsenal. Tu trouveras un livre électronique gratuit de plus de 60 pages, « Activez vos pouvoirs de guérison avec l'hypnose », sur le site : *www.pouvoir-guerison.info* .

o **Autohypnose** : L'autohypnose est le complément de l'hypnose. Elle permet d'agir sur la maladie au quotidien. Elle renforce les pouvoirs d'autoguérison de l'inconscient.

o **Catharsis** : Ces techniques permettent de « tourner la page », d'évacuer les sentiments néfastes, de libérer la colère ainsi que les autres émotions négatives et les états d'esprit indésirables. Elle est particulièrement efficace pour les gens soufrant de sclérose en plaque (en combinaison avec les traitements prescrits par ton médecin, bien entendu!!!).

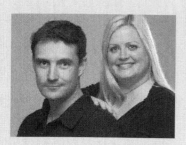

La visualisation est une technique puissante qui permet de potentialiser les traitements. Elle prédispose le corps aux différentes thérapies, réduit le stress, et favorise un état d'esprit propice à la guérison.

Conseils alimentaires

o **Alimentation alcaline** : Favorise les aliments qui réduisent l'acidité de ton corps. Voir page 49.

o **Bois des jus antioxydants** : Les jus de petits fruits à pépins de couleur foncée sont parmi les meilleurs antioxydants. Le jus d'orange ne doit pas nécessairement être le roi de ton déjeuner. Les jus de pomme grenade et de cerise noire sont aussi bénéfiques.

o **Consomme des antioxydants** : Les aliments à forte valeur ORAC préviennent les dommages pouvant être causés par la pollution, les pesticides, les rayons UV, etc. Favorise donc les bleuets, les mûres, les framboises et les aliments mentionnés à la page 40.

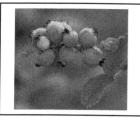 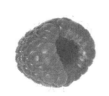 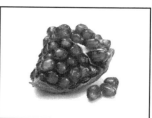

o **Mange des aliments « anticancer »** : Privilégie les aliments dits « contre le cancer ». Les aliments riches en molécules reconnues comme antioxydantes, ou des aliments riches en molécules aidant à la prévention du cancer tels que le brocoli, l'ail, l'oignon et le curcuma.

Conseils concernant les exercices physiques

- **Active ta circulation sanguine** : Les stases, c'est-à-dire les zones où il n'y a que peu de circulation sanguine, et les endroits où l'énergie ne circule pas, sont les plus à risque au développement de cellules anormales. Il est donc fondamental de s'assurer que tu actives toutes les zones de ton corps : Par exemple, respire en remplissant complètement les poumons. Il faut bouger, suer et étirer tous les muscles de ton corps.

- **Respire** : Tous les jours pendant au moins 15 minutes, pratique la respiration profonde abdominale devant une fenêtre ouverte ou encore mieux, à l'extérieur. Respire lentement en gonflant ton ventre à l'inspiration et en le dégonflant à l'expiration. Tu aères ainsi ta maison tout en oxygénant ton corps.

- **Pratique le qi gong, le tao ou le tai-chi** : Le qi gong, le tao et le tai-chi sont constitués d'exercices puissants pour stimuler ou équilibrer les différents organes. Il y a des exercices pour chaque fonction ou organe. Très efficace! Tu trouveras des vidéos d'introduction au qi gong et au tai-chi sur le site : *www.dolfino.tv/sgc/videos-exercices* .

Conseils concernant les thérapies corporelles

- Machine osmotique pour les pieds : Cet appareil génère un courant électrique qui permet, par osmose, de provoquer une détoxication du corps. Les pieds immergés dans ce genre de bain sécrètent des toxines et des substances indésirables. Ce qui est évacué est carrément dégoûtant. Ce traitement est vraiment spectaculaire et efficace pour aider le corps à se nettoyer.

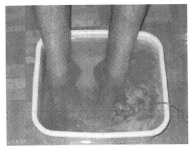

- **Sauna à rayonnement infrarouge** : Grâce à l'émission de rayons infrarouges longs, ce genre de sauna permet une pénétration efficace de la chaleur, provoquant la sécrétion naturelle des toxines par la peau. La chaleur ambiante d'un sauna à rayonnement infrarouge est moins élevée que celle d'un sauna traditionnel. Il est donc plus confortable, même si tu sues autant, sinon plus!

- **Ostéopathie** : Cette médecine manuelle agit au niveau des zones où il y a peu de mouvements. Cette technique permet de les stimuler, de régulariser l'activité glandulaire, et d'aider à prévenir l'apparition de certaines maladies dégénératives. Tu trouveras un reportage informatif sur le site : *www.dolfino.tv/sgc/videos-techniques-corporelles* .

○ **Thérapie ayurvédique incluant le tai-chi et le « yoga massage »** : Ce sont des traitements corporels qui ont à la fois un effet positif sur le corps et l'esprit. Ils ont fait leur preuve quant à leurs propriétés curatives et préventives. Le patient fait partie prenante de ce traitement, puisqu'il agit en stimulant son organisme. Son action inclut l'activation du processus naturel de guérison, et agit sur l'équilibre énergétique. Tu trouveras une démonstration vidéo de cette technique de massage sur le site : *www.dolfino.tv/sgc/videos-massage* .

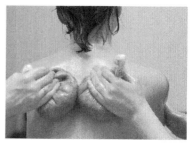

Conseils d'ordre environnemental

○ **Amis positifs** : Il est reconnu que les émotions négatives chroniques et les attitudes malsaines affectent la santé physique. Les conflits, l'hypocrisie, l'agressivité et toutes les émotions négatives favorisent l'apparition de cancers et de maladies dégénératives. Voici une technique que nous présentons dans notre vidéo et nos conférences sur la performance et la réussite (*www.12pierres.com*).

1. À chaque semaine, dresse la liste des six personnes avec qui tu as passé le plus de temps. Ça peut être des collègues de travail, des amis de la famille ou la personne avec qui tu as effectué un vol Montréal-Paris.

2. Accorde une note de -5 à +5 à chacun d'eux. Accorde un « +5 » à ceux qui te remplissent d'énergie et de sentiments positifs. Accorde un « -5 » à ceux qui te volent ton énergie et te font te sentir mal dans ta peau.

3. Réagit, donne du feed-back à ceux qui te nourrissent psychologiquement. C'est important si tu veux qu'ils continuent à faire ce que tu apprécies. Ça leur donnera de l'énergie, et ils te donneront une bonne note à leur tour! Donne du feed-back, réagit à ceux qui te volent de l'énergie, dans l'espoir qu'ils changent leurs comportements et leurs attitudes qui t'affectent négativement. Tu peux aussi t'éloigner d'eux si tu t'aperçois qu'il est inutile d'insister.

4. Passe le plus de temps possible avec les gens qui t'encouragent, te font rire et te font évoluer.

○ **Mange bio** : La nourriture industrielle contient des antibiotiques, des hormones de croissance, des pesticides, des métaux lourds et plusieurs produits chimiques. Les quantités sont minimes, c'est vrai, sauf que lorsque nous mangeons ces aliments pendant 10, 20 ou 30 ans, ça finit par faire beaucoup de produits chimiques ingurgités! Ajoute des aliments certifiés biologiques à ta liste d'épicerie... Tu te nourriras au lieu de te tuer à petit feu!

o **Évite le tabac et l'alcool** : La fumée du tabac contient des centaines de molécules toxiques qui affectent ton organisme. L'alcool, pour sa part, affaiblit ton système immunitaire qui devient alors moins efficace pour éliminer les cellules cancéreuses.

o **Évite les champs électromagnétiques** : Certaines études laissent supposer que les champs électromagnétiques peuvent multiplier par quatre le risque de cas de cancers chez les enfants. Les effets des champs électromagnétiques sont encore peu connus. Les téléphones portables et sans fils, ainsi que les réseaux Wi-Fi sont trop récents pour que l'on connaisse les impacts à long terme

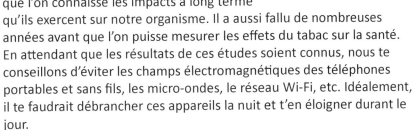

qu'ils exercent sur notre organisme. Il a aussi fallu de nombreuses années avant que l'on puisse mesurer les effets du tabac sur la santé. En attendant que les résultats de ces études soient connus, nous te conseillons d'éviter les champs électromagnétiques des téléphones portables et sans fils, les micro-ondes, le réseau Wi-Fi, etc. Idéalement, il te faudrait débrancher ces appareils la nuit et t'en éloigner durant le jour.

Note : Tu peux acheter un petit Gaussmètre qui te permettra d'identifier les sources de champs électromagnétiques dans ta maison. Tu seras étonné de constater à quel point ton four à micro-ondes émet des ondes dans ta cuisine.

Stress, anxiété et attaque de panique

Problèmes reliés : Épuisement professionnel dit burn-out, dépression, migraine, baisse de la libido, obésité, infections, maladies digestives et cardio-vasculaires, anxiété chronique, insomnie, déclenchement de maladies dégénératives, consommation d'alcool, de cigarettes, de drogue et de médicaments.

Stress et anxiété

Le stress est un tueur sournois qui entre dans notre vie sans se laisser voir et qui l'empoisonne de son goût amer. Le stress joue un rôle plus ou moins important dans près de 70 % des visites chez le médecin. Tu ne laisses pas les souris s'établir chez toi et manger tes biscuits... eh bien, tu dois faire de même avec le stress!

Qu'est-ce que le stress? C'est un « syndrome » d'adaptation. Il apparaît lorsque le corps doit réagir pour s'adapter à des situations nouvelles, imprévues ou menaçantes. Le stress devient problématique lorsqu'il devient trop intense ou chronique. C'est comme un ami qu'on aime bien inviter à souper pour se changer les idées, mais qu'on ne veut pas qu'il emménage chez nous en permanence.

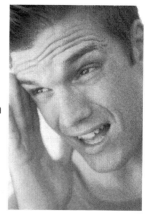

Le stress active la sécrétion du cortisol, la « méchante hormone du stress ». Un stress constant et prolongé épuise les glandes surrénales qui doivent sans relâche fabriquer du cortisol. À long terme, le stress chronique peut mener à l'épuisement, à la dépression et stimuler l'apparition de plusieurs maladies telles que les ulcères gastriques, les attaques de panique, la prise de poids importante, les migraines, l'insomnie, ainsi que les dépendances : au sucre, à la cigarette, à l'alcool, aux drogues, au jeu, etc.

Il peut créer de l'irritabilité, de la colère et de l'agressivité, comme il peut créer de l'anxiété et une humeur dépressive. Le stress chronique a un impact profond sur la vie familiale, professionnelle et sociale.

Il arrive dans nos vies sans se faire inviter, tel un intrus, et peut y rester pendant plusieurs années si on n'y porte pas attention. C'est pourquoi il est important de remplir régulièrement l'autoévaluation que tu trouveras ci-après.

Le cortisol

Connais-tu la moutarde de Dijon et le wasabi? Ces deux aliments sont délicieux en petites doses. As-tu déjà essayé d'en consommer de grandes quantités à la fois? Nous aurions aimé être là pour voir ça! Ça te monte au nez et ça te fait faire une grimace spectaculaire! Il en est de même pour le cortisol. C'est bénéfique à petites doses, mais c'est extrêmement néfaste en grande quantité.

Le cortisol est une hormone d'adaptation au stress. Il permet de générer de l'énergie et de faire face à une situation stressante. Il fournit un regain d'énergie, augmente la mémoire, stimule le système immunitaire, et diminue la douleur. Lorsqu'il est activé trop souvent ou de manière chronique, le cortisol provoque des effets désastreux tels que l'hypertension, la diminution de la performance, l'obésité, l'hyperglycémie, l'augmentation du taux de cholestérol, et même des accidents cardio-vasculaires.

Attaque de panique

L'attaque de panique est une crise aiguë d'angoisse accompagnée de symptômes physiques et émotionnels intenses. Elle survient de façon imprévisible, sans éléments déclencheurs apparents. La personne en crise a l'impression de subir une crise cardiaque. Elle se sent étouffée, elle a des douleurs thoraciques, des palpitations et des tremblements. Elle a l'impression de perdre complètement le contrôle.

Autoévaluation - Niveau de stress psychologique

Cette autoévaluation te permettra de déterminer si tu as été envahi par le stress. Utilise l'échelle suivante pour remplir le tableau ci-après.

Pas du tout – Très peu - Peu – – Pas mal - Beaucoup – Énormément – Intolérable

0	1	2	3	4	5	6	7	8	9	10

Symptômes	Évaluation
Je suis tendu	
J'ai l'impression de manquer de temps	
Je me sens débordé	
Je me sens préoccupé et tourmenté	
Je manque d'attention et de concentration	
Je manque très souvent d'énergie	
Je manque de maîtrise dans mon comportement général	
Je manque de lucidité, je n'ai pas les idées claires	
Je ressens des douleurs physiques : maux de dos, de tête, de ventre, mal à la nuque, etc.	
Je me sens anxieux, impatient	
Je me sens accablé par le fardeau de la vie	
Je me sens stressé, sous pression	
Additionne le nombre de cases cochées pour obtenir le résultat	

Analyse du résultat et recommandations

De 0 à 10 : Tu présentes peu de symptômes de stress psychologique. Super!

De 11 à 29 : Tu présentes quelques signes avant-coureurs d'un dérèglement causé par le stress psychologique. Il ne faut pas que la situation persiste, car ça pourrait mener à une dépression ou à un épuisement professionnel (burn-out). Tu n'as pas besoin de ça dans ta vie! Nous te conseillons de travailler aussi sur au moins trois facettes du cube de la santé, en suivant les conseils spécifiques au stress. Voir page 208.

30 et plus : Tu présentes un grand nombre de symptômes du stress psychologique. On pourrait jouer du violon avec tes nerfs tant tu es tendu. Ça te ferait du bien d'entendre de la vraie musique relaxante! Nous te conseillons de travailler sur toutes les facettes du cube de la santé, en suivant les conseils spécifiques au stress. Voir page 208. Nous te recommandons de consulter un professionnel de la santé qui connaît bien le stress.

Conseils, trucs et recommandations

Conseils concernant les produits naturels

- **Plantes médicinales et produits naturels :**
  - ◊ **Ashwagandha :** Aide à contrecarrer les effets du stress et favorise une sensation de bien-être
  - ◊ **Suma et maca :** Augmente la résistance au stress et réduit les effets secondaires du cortisol
  - ◊ **GABA (contenu dans le germe de riz) :** Favorise une sensation de calme psychique et physique. Il réduit les effets du stress et du cortisol
  - ◊ **5-HTP (contenu dans la griffonia simplicifolia) :** Ce précurseur de la sérotonine, l'« hormone du plaisir » favorise la bonne humeur et t'éloigneras de la dépression.

    Ces plantes sont décrites sur le site : *www.dolfino.tv/sgc/info-produits-naturels* .
- **Vitamines du complexe B :** Les vitamines du complexe B sont essentielles au système nerveux central. Elles aident à gérer l'angoisse et le stress.

Conseils alimentaires

- **Bois de l'eau :** La déshydratation stimule la production de cortisol. Ceux qui ne boivent pas assez d'eau sont plus affectés par le stress. Si tu vois quelqu'un faire une crise d'hystérie au restaurant... tends-lui un verre d'eau. ☺
- **Ignore les sucres rapides :** Les sucres rapides sont des traîtres. Ils t'amadouent en te procurant un effet calmant immédiatement après les avoir consommés. Ils te tournent le dos quelques heures plus tard, en augmentant les malaises liés au stress.
- **Cherche le GABA :** Le GABA procure une belle sensation de relaxation. Tu le trouveras dans les amandes, le riz complet, le brocoli et les agrumes.
- **Favorise le magnésium :** Le magnésium a un effet calmant. Favorise les aliments qui en contiennent beaucoup tels que les épinards, les bananes, le germe de blé, les

noix et les fèves. Tu peux aussi utiliser un supplément alimentaire. Nous te conseillons d'utiliser du magnésium « chélaté », puisqu'il est le plus facile à absorber.

Conseils pour l'esprit

○ **Affirmation positive** : Crée une affirmation positive puissante. Voir page 39. Par exemple : « Je veux être calme et serein pour célébrer la fête de ma mère dans la joie, ou encore mieux ». Répète ton affirmation matin et soir avec émotion et conviction.

○ **Nouvelle hypnose** : Cette technique permet d'accéder à un état de conscience différent, où tu accèderas aux ressources de ton inconscient. Ces ressources procurent un sentiment de contrôle sur ta vie et réduisent ainsi le stress. Cette technique procure des bénéfices à long terme. Tu trouveras un livre électronique gratuit de plus de 60 pages, « Activez vos pouvoirs de guérison avec l'hypnose », sur le site : *www.pouvoir-guerison.info* .

○ **Cri primal, catharsis et hurlement dans les bois** : Il faut parfois faire « sortir le méchant ». Ces techniques libèrent des endorphines et procurent un sentiment de bien-être immédiat. Quelquefois, ça fait du bien de se laisser aller complètement et de laisser se dissiper les émotions qui nous affligent.

○ **Bains flottants** : Ce type de bains procure un isolement sensoriel total. Il permet un détachement des tracas de la vie de tous les jours. Ils calment le système nerveux central et favorisent les ondes cérébrales propres à la relaxation.

○ **Méditation transcendantale** : Cette technique de méditation aide à « décrocher » du quotidien. Elle permet de faire le vide autour de soi, de stabiliser ton esprit et tes émotions. La méditation aide à régulariser le système hormonal. Il s'agit d'une des médecines alternatives les mieux étudiées de l'Histoire.

○ **Reiki** : Cette technique aide à rééquilibrer énergétiquement tout ton système. Ses effets sont parfois très surprenants!

○ **Toucher thérapeutique** : Cette technique permet aussi de se rééquilibrer énergétiquement et de se recentrer, en plus de réduire le niveau de stress et d'anxiété.

○ **Mantra** : Les sons peuvent stimuler certaines zones du cerveau. Ils procurent une sensation de bien-être et de sérénité. Le son MA (prononcer « mmmmmaaaa ») est utilisé pour réduire le stress. Essaie, ça ne coûte absolument rien!

Conseil de Catherine
Intégration neuro-émotionnelle par les mouvements oculaires (Eye Movement Desensitization and Reprocessing - EMDR): Cette technique de mouvements des yeux, permet de réduire l'intensité du stress et de l'angoisse. Personne ne sait vraiment pourquoi ça fonctionne... Nous ne pouvons qu'en constater les résultats positifs!

Conseils concernant les exercices physiques

o **Exercice** : La marche dans la nature stimule le cerveau à sécréter les messagers chimiques de la relaxation tels que le neurotransmetteur GABA.

o **Yoga** : Cette activité « déconnecte » le système nerveux central et lui permet de se libérer de toute trace de stress... Exigeant certes, mais extrêmement efficace!

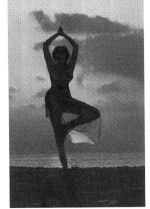

o **Sports cardio-vasculaires** : Pratique un sport qui sollicite ton cœur. Les activités telles que le soccer et l'exerciseur elliptique (cross trainer) protègent le cœur et activent tout l'organisme. Elles stimulent la libération d'endorphines qui procurent une sensation de bien-être, et diminuent le stress.

Conseils concernant les thérapies corporelles

o **Réflexologie** : La stimulation des points réflexes du pied permet de ressentir de manière pratiquement instantanée une réduction des symptômes du stress. Vois la charte de réflexologie à la page 55. Tu trouveras également une vidéo de démonstration sur le site : *www.dolfino.tv/sgc/videos-reflexologie* .

o **Bains scandinaves** : Nous adorons les saunas et les hammams. Tu pénètres dans une pièce chaude. Tu sues tout plein de toxines, tu actives ta circulation sanguine et en prime, si tu es chanceux, tu as la paix! Quand tu es bien réchauffé, tu prends une douche ou un bain bien froid. Ton système nerveux central se calme instantanément. Il ne faut surtout pas avoir peur du froid, c'est la clé de la relaxation. Répète le cycle chaud-froid trois fois, et tu viens d'ajouter dix ans à ta vie! Est-ce que nous t'avons dit à quel point nous aimons ça?

o **Watsu** : Ce type de massage est exécuté dans l'eau. Il exige un abandon au thérapeute. C'est une expérience unique permettant de lâcher prise et d'évacuer les tensions. À essayer! Tu trouveras une vidéo de démonstration de cette technique sur le site : *www.dolfino.tv/sgc/videos-techniques-corporelles* .

o **Usage de lunettes colorées ou chromothérapie** : Le vert a un effet bénéfique dans la gestion du stress. Tu peux donc porter des lunettes de teinte verte ou t'exposer à une lumière de cette couleur.

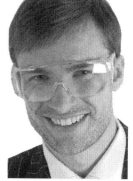

Conseils d'ordre environnemental

o **Lectures enrichissantes** : Tes lectures influencent grandement ton état d'esprit. Ce n'est certainement pas en lisant les journaux qu'on réduit son stress! Il existe des centaines de livres, de revues et de nombreux sites Web passionnants qui nourrissent l'esprit. Utilise-les!

o **Joue et dessine** : Les jeux et le dessin permettent de relaxer et de fixer ton attention sur autre chose que sur les tracas de ta vie quotidienne. Tu dois bien choisir tes jeux... ce n'est sûrement pas en jouant à un jeu vidéo de guerre que tu relaxeras!

o **Rends ta vie agréable** : Entoure-toi de gens positifs. Rends ton milieu de vie le plus agréable et harmonieux possible. Ajoute des couleurs douces à ton décor. Évite les bruits assourdissants et la musique agressive.

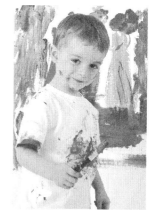

o **Feng shui** : Dans la chambre à coucher, la disposition des meubles, la couleur des murs, la position des miroirs et des fenêtres sont autant d'éléments pouvant interférer sur la qualité du sommeil. Nous te conseillons de lire ou de consulter un spécialiste du feng shui. Tu trouveras des reportages sur le sujet sur le site: *www.dolfino.tv/sgc/feng-shui* .

o **Évite les champs magnétiques** : Ils sont suspectés de causer une augmentation du taux de cortisol. Ne porte pas ton téléphone portable sur toi. Dépose-le loin de toi.

Vieillissement

Problèmes reliés : Ongles cassants, taches pigmentaires, cheveux fragiles et dédoublés, acné, dermatose, eczéma et mélanomes.

Il était une fois en Inde, un empereur du nom de Shah Jahan. Il était follement amoureux de sa femme. Il l'aimait tellement, qu'il ne pouvait s'en séparer. En 1630, alors qu'elle était enceinte, il l'amena à la guerre avec lui… un peu comme un comptable qui amène sa douce au bureau! Malheureusement, leur bonheur fut de courte durée, puisqu'elle mourut en accouchant. Il est dit qu'avant de mourir, juste avant de rendre son dernier souffle, elle demanda à son mari de construire un monument en hommage à leur amour. Qu'aurais-tu fait à sa place? Comme tu peux l'imaginer, l'empereur n'a pas construit seulement une grosse pierre tombale au cimetière du quartier. Non, car Shah Jahan était un mégalomane, un vrai de vrai. Il engagea 20 000 artisans et 1 000 éléphants pendant 22 ans pour construire le Taj Mahal. Ce monument est aujourd'hui considéré comme l'une des sept merveilles du monde moderne.

Le Taj Mahal aura bientôt 450 ans. Il est plus vieux qu'à peu près tous les bâtiments en Amérique du Nord. Tu penses qu'il est complexé par son âge? Pas du tout! Il est visité quotidiennement par des milliers de touristes venant des quatre coins du monde pour admirer sa beauté. Il se tient bien droit, tout fier d'être en aussi bonne santé après tant d'années.

Tu te dis peut-être : « C'est bien beau toutes ces histoires… mais c'est quoi le rapport? ». Bon, bon, ce n'est pas nécessairement évident… Le point, c'est qu'il y a des gens qui vieillissent mieux que d'autres. Nous voulons que tu sois un champion du vieillissement, comme le Taj Mahal. Que tu sois comme ce symbole de l'amour… pourquoi pas! Nous voulons que, lorsque tu seras vraiment vieux, les enfants te regardent et disent : « Mo vieux, je serai comme lui! ».

Pour commencer, il faudra que tu arrêtes de te faire attaquer par ces méchants radicaux libres. Ils ne te lâchent vraiment pas ceux là, il est temps que ça arrête. Ce sont les principaux responsables du vieillissement prématuré. Il n'y a qu'une solution, tu dois adopter un mode de vie équilibré. Le mot adopter est un excellent mot. Imagine que tu choisisses un jour d'adopter un enfant. Tu l'aimeras, tu t'en occuperas pour le reste de ta vie et il te le rendra au centuple. Tu dois faire de même avec ton mode de vie équilibré... tu dois l'adopter!

Le vieillissement est normal et inévitable. Il ne faut pas se faire d'idée, il n'y a personne qui arrive à 100 ans avec sa peau de bébé. Ceci étant dit, on est au 21e siècle. Nous savons maintenant ce qu'il faut faire pour retarder les processus du vieillissement... aussi bien en profiter! Peu importe ton âge, tu peux être proactif, et retarder cet impitoyable processus.

Alors, pour te motiver à bien lire nos conseils et à faire attention à toi, voici les symptômes du vieillissement que tu dois chercher à retarder :

Pour la peau :

- o Perte d'élasticité, sécheresse et flétrissement
- o Taches pigmentaires
- o Hyperpigmentation : grains de beauté
- o Verrues
- o Ralentissement de la vitesse de cicatrisation
- o Amincissement de la peau
- o Apparition de rides marquées

Es-tu motivé? Non? Alors, continuons. Voici un aperçu du calendrier du processus de vieillissement.

- o Vers la mi-trentaine, la peau du visage perd graduellement son apparence de jeunesse
- o Dans la quarantaine, les signes du temps deviennent plus évidents, il y a de plus en plus de rides et la peau devient plus flasque
- o Après la cinquantaine, la production de collagène commence à diminuer. La peau devient de plus en plus mince. La répartition du collagène devient inégale. On a l'impression que la peau est tirée vers le bas
- o Puis, les changements osseux surviennent. La mâchoire inférieure se relâche peu à peu et provoque un excès de peau au visage et au cou.

Maintenant renseigné, es-tu motivé à ralentir le vieillissement?

Nous allons nous concentrer sur le vieillissement de la peau. C'est bien beau les petites crèmes de jour et de nuit, celles pour le contour de yeux et des coins de la bouche... mais, comme diraient les anglais « Beauty comes from within » c'est-à-dire que la beauté vient de l'intérieur.

Évaluons d'abord l'état de santé de ta peau et voyons ensuite comment lui redonner ses airs de jeunesse.

Autoévaluation - Vieillissement

L'autoévaluation suivante te permettra de reconnaître les symptômes du vieillissement qui peuvent se manifester. Heureusement, plusieurs de ces symptômes sont réversibles.

Symptômes	✔
Perte d'élasticité et flétrissement de la peau	
Apparition de fines lignes sur le front et les ailes du nez	
Sécheresse de la peau	
Apparition de fines lignes à la commissure des lèvres et à l'angle externe des yeux.	
Amincissement de la peau	
Épaississement localisé de la peau	
Apparition de taches pigmentaires sur le dos des mains	
Diminution de la capacité de régénération cutanée	
Apparition de pseudo-cicatrices	
Diminution de la perception sensorielle et thermique	
Desquamation : peau morte	
Cicatrisation plus lente qu'auparavant	
Apparition de taches brunâtres et sèches	
Augmentation d'irritation cutanée et démangeaisons	
Apparition de couperose	
Augmentation du double menton	
Apparition plus marquée de rides	
Affaissement des paupières	
Apparition de verrues	
Augmentation de la perméabilité de la peau aux différents allergènes	
Maladies de la peau telles que l'eczéma, le psoriasis, l'acné, etc.	
Additionne le nombre de cases cochées pour obtenir ton résultat	

Analyse du résultat et recommandations

De 0 à 5 : Les enfants t'apporteront des fleurs dans l'espoir que tu leur enseignes tes trucs!

De 6 à 10 : Tu présentes des signes de vieillissement de la peau. Nous te conseillons de travailler sur au moins deux facettes du cube de la santé, en suivant les conseils spécifiques au vieillissement. Voir page 215.

De 11 à 15 : Tu présentes un grand nombre de signes de vieillissement de la peau. Nous te conseillons de travailler sur au moins quatre facettes du cube de la santé, en suivant les conseils spécifiques au vieillissement. Voir page 215.

16 et plus : Tu présentes tous les symptômes du vieillissement de la peau. Nous te conseillons de travailler sur les six facettes du cube de la santé, en suivant les conseils spécifiques au vieillissement. Voir page 215. Fais attention à la qualité des aliments que tu consommes. Tu dois manger plus d'aliments frais tels que les fruits et les légumes, et moins d'aliments transformés.

Conseils, trucs et recommandations

Conseils concernant les produits naturels

o **Plantes médicinales et produits naturels** : Tu as besoin d'antioxydants, de dépuratifs et de plantes qui régénèrent le collagène et les cellules de la peau. Il existe de nombreuses plantes et produits naturels qui remplissent ces fonctions.

◊ **Antioxydants** : Co-Q10, astaxantine et pin maritime

◊ **Détoxifiants** : Trèfle rouge, pissenlit et bardane

◊ **Régénérateurs du collagène et des cellules de la peau** : Yuzu, litchi et bambou.

Ces plantes sont décrites sur le site : www.dolfino.tv/sgc/info-produits-naturels .

o **Vitamines du complexe B** : Ces vitamines permettent une bonne circulation sanguine dans les petits vaisseaux et capillaires près de la surface de la peau. Ainsi, ils rendent la peau plus lumineuse et plus saine.

o **Oligoéléments (minéraux traces)** : La peau a besoin de minéraux pour produire du collagène. La silice en particulier est essentielle à la santé de la peau, des ongles et des cheveux.

o **Kombucha** : Les micro-organismes du kombucha grandissent en présence de thé vert et de vinaigre de cidre de pommes. Ils constituent le secret de la longue vie des villageois slaves, où abondent les vieillards âgés de plus de 100 ans... En consommant un breuvage à base de kombucha, la détoxication du corps est très rapide. Cela permet à l'organisme de devenir plus basique, permet de retarder le vieillissement cellulaire et en plus, il procure beaucoup d'énergie. Tu découvriras comment faire pousser ton propre kombucha, auquel tu pourras donner le nom que tu choisiras. Le nôtre s'appelle kipou! Voir détails sur le site : *www.dolfino.tv/sgc/kombucha* .

o **Bactéries lactiques** : La santé de tes intestins se reflète dans ton teint, tes cheveux et tes ongles. Qui l'aurait cru! Nous te conseillons de prendre des bactéries lactiques régulièrement. Personnellement, nous utilisons du Bio-K® que l'on peut acheter à l'épicerie ou en pharmacie.

o **Naturopathie** : Tu peux utiliser des tisanes de pensée sauvage ou de prêle.

Conseils pour l'esprit

o **Bain flottant** : Le stress est l'ennemi de la beauté. En fait, il est ton ennemi à tous les points de vue. C'est une source de rides, de vieillissement prématuré, et c'est un « aimant à toxines ». Tu dois t'en débarrasser. Tu cherches un allié? Le bain flottant avec ses sels d'Epsom, procure un effet relaxant instantané. Tu peux aussi prendre un tel bain chez toi. La plupart des pharmacies vendent du sel d'Epsom. Tu n'as qu'à en ajouter 500 grammes dans ton bain. C'est souverain!

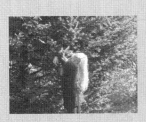
Conseil de Catherine
La beauté est intangible. L'énergie que tu dégages fait ta beauté. Sois fier du chemin que tu as parcouru, porte la tête bien haute et regarde droit devant!

Conseils alimentaires

o **Alimentation alcaline** : Une alimentation alcaline éclaircit le teint et donne un éclat de jeunesse à la peau. Tu aimeras le résultat. Voir page 49. ☺

o **Aliments transformés** : Réduis ta consommation d'aliments transformés. Ils provoquent souvent la sécrétion d'un excès de sébum qui rend la peau grasse ou acnéique. Pauvres en minéraux, ces aliments ont tendance à dévitaliser et à déminéraliser la peau.

- o **Mange des aliments gorgés de vitamines et de minéraux** : Il n'y a rien de pire qu'une carence en nutriments pour détruire la beauté de ta peau, de tes cheveux et de tes ongles. Tu dois donc manger beaucoup de fruits et de légumes.

- o **Restreint le nombre de calories que tu absorbes** : C'est actuellement l'unique technique éprouvée scientifiquement qui augmente significativement ton espérance de vie.

- o **Bois de l'eau** : Bois beaucoup d'eau de bonne qualité. Nous te conseillons d'investir dans un filtre si ton eau n'est pas aussi bonne que tu le souhaiterais. Cet investissement donnera son rendement sous la forme de beauté et de santé.

- o **Arrête de fumer** : Cette vilaine habitude fait vieillir la peau à toute vitesse. Tu ne participes pas à une course pour savoir qui peut faire vieillir sa peau le plus rapidement!

Conseil concernant les exercices physiques

Conseil d'Éric

Étire ton visage. Tu saisis tes joues à deux mains, et tu tires de toutes tes forces! Il faut que les deux joues se touchent. ☺. Sans blague, les étirements du visage favorisent la production de collagène et activent la circulation sanguine du visage. Contrairement à ce qu'on pourrait croire, ces exercices ne causent pas de rides. Au contraire, ils favorisent la santé de la peau et préviennent ainsi les rides.

Le yoga propose deux exercices intéressants. Le premier est de faire le lion. Il suffit d'expirer fortement en ouvrant la bouche bien grande, et en sortant la langue complètement. Le deuxième exercice consiste à fermer les yeux, à retenir son souffle et à crisper tous les muscles vers le centre du visage. Essaie, ça ne prend même pas 30 secondes. Tu trouveras des vidéos d'exercices du visage sur le site : www.dolfino.tv/sgc/etirement-visage .

Conseils concernant les thérapies corporelles

- o **Bain de boue ou d'argile** : Ces bains absorbent une grande quantité de toxines. Ils donnent ainsi une santé éclatante à ta peau. De plus, ils stimulent la production de cellules saines. C'est simple à réaliser. Tu n'as qu'à ajouter un mélange de boue déjà préparé dans le commerce, ou simplement ajouter de l'argile dans ton bain.

- o **Enveloppement aux algues et au miel** : Les algues et le miel nourrissent et assouplissent ta peau. Ils agissent autant en surface qu'en profondeur.

- o **Nettoyage quotidien** : Élimine les peaux mortes en te massant avec un gant de crin. Nous te conseillons d'effectuer les mouvements en direction du cœur, c'est plus agréable et bénéfique.

- o **Masques, baumes et crèmes** :
Les crèmes ne sont pas la panacée de la beauté. C'est vrai. Mais elles sont tout de même utiles. Nous te conseillons de les utiliser quotidiennement. Tu dois nourrir ta peau et la protéger des agresseurs externes. Pendant l'application, prends soin de masser ta peau légèrement. Ça 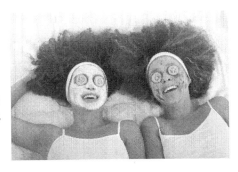 stimule la microcirculation des vaisseaux capillaires. Ces derniers sont responsables de la qualité de ton teint.

Note : Les cellules de la peau sont remplacées à chaque mois. Il faut donc un peu de patience pour observer des résultats visibles. Comme pour toutes les actions concernant la santé, il faut être patient!

Conseils d'ordre environnemental

- o **Contrôle l'humidité** : Une atmosphère sèche déshydrate la peau et les muqueuses. Elle accélère le vieillissement et affecte l'apparence de la peau. Assure-toi de maintenir un taux d'humidité autour de 45 % dans ta maison. C'est réalisable avec un petit humidificateur que tu peux faire fonctionner dans ta chambre la nuit.

 Conseil d'Éric
Les fumoirs ne sont pas des incubateurs à top-modèles. Tu imagines si c'était le cas? On y entrerait moche, et on en sortirait tel un adonis. ☺ Tu dois te tenir loin de la fumée. Ne t'en mets pas dans la bouche sous peine de friper de la face!

- o **Crée un environnement serein et harmonieux** : Un environnement harmonieux favorise la relaxation et nous incite à prendre soin de nous-mêmes. Ton bien-être intérieur dégage alors une belle énergie que les gens apprécient.

Réussite et performance

Ce n'est pas tout de se débarrasser des maladies et d'éviter la mort... il faut vivre aussi! La vie nous donne tout plein de défis à relever pour nous permettre d'apprendre et d'évoluer. Nous avons tous des lacunes à corriger, des relations à améliorer et une mission à découvrir et à accomplir. Il n'y a rien de tel que d'avoir le sentiment d'avoir réussi à surmonter les défis se présentant à nous. Voyons comment tu peux optimiser ta santé et tes habitudes pour réussir tout ce que tu entreprends.

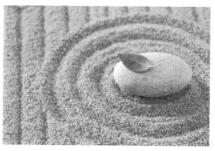

Nous avons étudié des centaines de personnes ayant réussi dans leur domaine. Peu importe leur discipline, ils ont tous des points en commun. Que ce soit Bruny Surin en athlétisme, Nelson Mandela en politique ou Céline Dion en musique, ils respectent tous les mêmes règles de succès. Tu peux réussir aussi bien qu'eux en les modélisant.

Nous avons identifié douze pierres qui jalonnent le chemin de la réussite et de la performance. Elles font l'objet d'un DVD et d'un livre électronique qui enseignent les techniques, les outils et les trucs des gens les plus performants au monde. Ils sont remplis d'anecdotes qui permettent de découvrir les 12 pierres de l'abondance et de la performance tout en s'amusant. Tu rigoleras et tu verras des paysages à te couper le souffle. C'est une méthode ultrarapide utilisée par des cadres qui gravissent rapidement les échelons, méthode que nous aurions bien aimé connaître quand nous étions plus jeunes. Tu en trouveras la description sur le site : *www.12pierres.com* . Voici un bref résumé de cette méthode.

1. **Objectifs** : Tu dois savoir où tu vas pour arriver où tu veux. Sénèque, le grand philosophe latin disait, qu'il n'y a pas de vent favorable pour celui qui ne sait pas où il va. Cette pierre te permet de fixer des objectifs clairs, précis et inspirants.

2. **Efficacité** : Il existe une foule d'outils essentiels qui te permettent d'avancer dans la vie, d'atteindre tes objectifs et de performer sans perdre cette émotion puissante qu'est la passion. Ils sont disponibles. Il suffit de les connaître et d'apprendre à t'en servir.

3. **Productivité** : Elle permet de maximiser l'utilisation de tes ressources et d'obtenir des résultats optimaux avec un minimum d'efforts et de

moyens. Faire plus avec autant et en moins de temps. Archimède, le savant grec disait : « Donnez-moi un levier et je soulèverai le monde ».

4. **Passion et motivation** : Elles te donnent la puissance intérieure pour réaliser tes projets. Avec elles, tu te sens comme une rivière que rien n'arrête et qui rebondit à chaque obstacle. Il existe des techniques simples et amusantes pour stimuler la passion et la motivation. Profites-en! Mets ces techniques en pratique!

5. **Modélisation** : Elle te permet d'utiliser les conseils et les connaissances observées chez les êtres les plus performants au monde. Tu gagneras rapidement des années d'expérience en découvrant leurs secrets.

6. **Travail** : Tu devras être extraordinairement chanceux pour réussir sans travailler. C'est une impossibilité. La maîtrise de l'art passe par le travail. Comment rendre le travail agréable et efficace? Tu découvriras comment ici!

7. **Création** : Virgile, le poète latin disait avec raison : « Ils peuvent parce qu'ils croient pouvoir ». Cette pierre te permet de créer ta réalité. Tous les événements se produisent pour une raison précise; tu dois apprendre à les utiliser à ton avantage.

8. **Richesse** : Cette pierre te permet de découvrir la vraie richesse. Elle t'enseigne comment enrichir ton portefeuille, ton cœur et ton cerveau.

9. **Énergie** : On dit des gens qui réussissent qu'ils ont du punch, qu'ils sont efficaces et dynamiques, qu'ils soulèvent des montagnes et qu'ils sont inépuisables. L'énergie et la vitalité te faciliteront la vie et te permettront d'être performant. Tu trouveras dans ce chapitre, comment faire exploser ton niveau d'énergie.

10. **Réseau social** : Cette pierre t'enseignera à créer et à entretenir des relations fortes et enrichissantes. Elle t'apprendra l'art de communiquer efficacement, et d'être apprécié des gens que tu rencontres.

11. **Flexibilité** : Elle t'apprendra comment ajuster ton approche et tes comportements pour atteindre tes objectifs. Elle te fera découvrir de nouvelles possibilités, et elle réduira significativement ta résistance au changement.

12. **Créativité** : Cette pierre détient les secrets d'une série d'exercices qui stimulent la créativité dont tu as besoin pour trouver des solutions novatrices aux défis que tu rencontres.

Ce livre se concentre sur la neuvième pierre. Tu apprendras comment augmenter ton énergie en utilisant les six facettes du cube de la santé. Tu réussiras tout ce que tu entreprendras en combinant les enseignements de ces douze pierres. Que tes objectifs soient de perdre du poids, d'augmenter tes revenus ou d'améliorer ta vie sociale et amoureuse, elles seront tes précieuses alliées. Non seulement tu réussiras ce que tu entreprendras, mais tu auras aussi du temps libre et les ressources nécessaires pour en profiter. C'est ce que nous te souhaitons.

Nous avons créé plusieurs outils qui enseignent comment utiliser les pierres de la réussite. Tu en apprendras plus en assistant à nos conférences, en te procurant le DVD, et en lisant les livres que nous avons écrits sur le sujet. Certains sont gratuits, profites-en pour les télécharger. Voir sur le site: *www.12pierres.com* . Tu auras beaucoup de plaisir à les découvrir et à les utiliser dans ta vie.

Conseils, trucs et recommandations

Conseils concernant les produits naturels

- o **Plantes médicinales et produits naturels** : Les vitamines du complexe B sont essentielles au système nerveux. Elles soutiennent la fabrication des molécules du bien-être comme la sérotonine, l'hormone du plaisir. Elles améliorent la circulation périphérique essentielle à l'irrigation du cerveau. Ces vitamines donnent un véritable coup de fouet! Utilise un supplément de ces vitamines à chaque jour si tu le peux.

- o **Kombucha** : Ces petits micro-organismes permettent au corps de devenir plus basique, de retarder le vieillissement cellulaire en plus de donner beaucoup d'énergie. Il aide aussi à nourrir le cerveau en lui fournissant du glucose. Les employés de la compagnie Google, l'une des plus performante au monde, s'en font offrir à chaque jour! Ce produit peu connu a fait ses preuves depuis plusieurs millénaires! Tu apprendras à faire pousser ton propre kombucha sur le site : *www.dolfino.tv/sgc/kombucha* .

- o **Nourriture de reines** : La gelée royale est un concentré d'énergie. Elle est responsable de la longévité de la reine des abeilles. Savais-tu que les reines vivent 40 fois plus longtemps que les abeilles ouvrières (5 ans contre 45 jours)? La gelée royale est un superaliment qui fournit de grandes quantités de nutriments et permet de maintenir un bon niveau d'énergie.

- o **Plantes adaptogènes** : Ces plantes régularisent notre corps. Elles sont efficaces pour augmenter notre performance sans causer d'effets secondaires. Nous te recommandons le maca, l'ashwaganda et le ginseng. Tu trouveras une description de ces plantes sur le site : *www.dolfino.tv/sgc/info-produits-naturels* .

Conseils pour l'esprit

- **Affirmation positive** : Crée une affirmation positive puissante. Voir page 39. Imagine-toi la santé de tes rêves, fais-en un objectif, et répète ton affirmation positive avec force et conviction à chaque jour.

- **Faire des phosphènes :**

  ◊ Les yeux ouverts, installe-toi à environ trois mètres d'une ampoule électrique allumée, idéalement une ampoule plein spectre givrée, celle dont on ne voit pas le filament.

  ◊ Fixe la lumière sans **bouger les yeux pendant** une minute. Tu peux cligner des yeux, l'important est que l'œil reste toujours fixé vers la lumière. Idéalement, tu penses à ton intention tout le temps. Il n'y a aucun danger pour les yeux.

  ◊ Puis, éteins la lumière, car il faut être dans le noir complet. Tu peux garder les yeux ouverts ou fermés ou mettre un cache-yeux. Tu verras apparaître une lumière qui changera de couleur; c'est l'image de persistance rétinienne.

  ◊ Regarde l'image en te concentrant sur ton objectif.

  ◊ Commence alors à balancer la tête d'un côté et de l'autre, l'oreille droite vers l'épaule droite, puis du côté gauche, à une vitesse d'environ 1 seconde à l'aller, et 1 seconde au retour. Tu sais que tu as trouvé ton rythme lorsque l'image de persistance rétinienne suit le balancement de ta tête à la même vitesse.

  Nous utilisons régulièrement cette technique pour acquérir de nouvelles idées, pour stimuler notre mémoire et pour apprendre plus rapidement. Ça peut sembler loufoque à première vue, mais c'est une des techniques les plus intéressantes que nous ayons apprises au cours des dernières années.

- **Lunettes colorées et chromothérapie** : Mets des lunettes de teinte rouge ou orange. Elles éliminent la fatigue et augmentent le niveau d'énergie presque instantanément. Ces lunettes te permettront aussi de changer de perspective, ce qui est excellent pour ta créativité.

o **Ris!** : Assiste à des spectacles d'humour, joue à des jeux rigolos avec tes amis ou écoute des films drôles. Allez, n'attends pas plus longtemps.

> - J'ai battu un record.
> - Ah bon, lequel ?
> - J'ai réussi à faire en 15 jours un puzzle
> sur lequel il y avait écrit « de 3 à 5 ans ».

Tu peux aussi voir des vidéos drôles et des blagues sur le site : *www.dolfino.tv/sgc/blagues*.

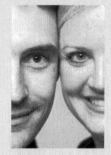

Effectue quelques séances de travail en hypnocoaching : Cela permet de bien cibler tes objectifs, qu'ils soient personnels, physiques, professionnels, sociaux, financiers ou autres. L'hypnose permet ensuite de mobiliser ton inconscient, d'accéder à toute ses ressources, afin qu'il t'aide à atteindre tes objectifs. L'hypnocoaching permet de faire « le ménage » dans nos limitations, nos blocages, nos peurs et les blessures passées, afin de pouvoir nous tourner vers l'avenir sans avoir à revivre des épisodes pénibles. C'est, à notre avis, la technique d'augmentation de la performance la plus efficace et rapide qui soit! Généralement, 1 à 3 séances suffisent pour arriver aux résultats désirés. Tu trouveras une liste de professionnels sur le site : www.dolfino.tv/sgc/coaching .

o **La musique et la performance** : La musique diminue la fatigue mentale et améliore la concentration. Elle doit plaire et bien s'accorder avec la tâche intellectuelle en cours. Nous te conseillons d'utiliser des musiques qui contiennent de longs mouvements (classique, jazz, etc.). Elles permettent de conserver un état d'esprit propice à la performance. Les palmarès radiophoniques de la chanson sont trop variés en rythmes et en styles pour soutenir une 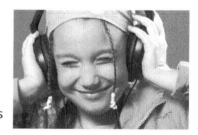 pensée spécifique. Nous aimons plutôt travailler en écoutant King Oliver, Vivaldi, Mozart, Pink Floyd et Mendelssohn. Fais des expériences, tu découvriras les musiques qui t'inspirent les meilleurs résultats. Notre histoire de Bob le neurone a été écrite en écoutant Bob Marley!

Conseils alimentaires

- **Laisse tomber les sucres rapides** : Ces sucres enclenchent un cercle vicieux. Tu te sens mieux après les avoir mangés... mais tu te sens fatigué quelques heures plus tard. Donc, fais attention aux gâteaux, aux boissons gazeuses et aux autres sources de sucres rapides... ce sont des visages à deux faces!

- **Mange des protéines le matin** : Les protéines soutiennent la réflexion. Par exemple, tu peux manger des œufs, du tofu, des cacahuètes et boire du lait.

- **Hydrate ton cerveau** : N'essaie pas de le faire au moyen d'une douche, nous avons essayé, ça ne fonctionne pas! ☺   La déshydratation est néfaste à l'activité mentale. Tu dois donc boire beaucoup d'eau. Évite le café, le thé, les colas et l'alcool qui ne font qu'aggraver la déshydratation avec leur effet diurétique. Prends l'habitude de toujours avoir une bouteille d'eau à portée de main.

- **Mange des précurseurs** : La dinde, le fromage cottage, le germe de blé, les noix et le fromage ricotta sont des précurseurs de la dopamine, l'hormone de l'énergie. La lécithine est le nutriment par excellence pour le cerveau. Tu en trouveras dans les courgettes, le concombre, le brocoli, les œufs, le poisson, les pignons de pin et les choux de Bruxelles.

- **Le chocolat à plus de 85%** : Il stimule la performance intellectuelle et est riche en antioxydants. Le cerveau réagit très rapidement aux molécules actives dans le chocolat. Essaie, tu verras!

Conseils concernant les exercices physiques

- **Exercices « Neurobic »** : Pose ton menton contre ta poitrine. Maintenant, sans bouger la tête, regarde le plus loin possible vers la gauche, puis vers la droite. Répète ce mouvement des yeux plusieurs fois en comptant jusqu'à 60. C'est une excellente gymnastique du cerveau qui se fait en une minute, top chrono!

- **Bouge régulièrement** : Le travail intellectuel est souvent statique. On s'assoit, on se gratte la tête, on replace le pli de son pantalon... Est-ce que c'est vraiment la meilleure façon d'être créatif, dynamique et performant? Certainement pas! Tu dois régulièrement te lever, t'étirer, respirer profondément et bouger. Tu te sentiras mieux et tu seras plus efficace.

- o **Ajuste ta posture** : Ta posture, tes gestes et ta respiration influencent ton état d'esprit. Tu veux te sentir fort, puissant et capable de lever des montagnes? Redresse ta colonne vertébrale et tes épaules. Grandis. Imagine qu'un fil tire sur le sommet de ta tête et étire tout ton corps. Déroule ta colonne vertébrale. Respire lentement et profondément à partir du ventre. Lève le menton et souris. Voilà! Le yoga et le ballon suisse sont deux excellentes techniques permettant de renforcer les muscles dorsaux, ce qui permet d'améliorer notablement la posture.

- o **Pratique des exercices physiques au moins 5 fois par semaine**. Que ce soit en courant, en jouant au tennis, au soccer, en faisant du karaté, en sautant à la corde, l'important est de bouger! Ça améliore l'oxygénation du cerveau, tout en améliorant ta force et ton endurance physiques. En te sentant plus fort et plus énergique, il est fort possible que tu réaliseras des exploits!

  Note : Les moments où tu as le moins envie d'ajuster ta posture sont souvent les moments où tu en as le plus grand besoin. Nous t'encourageons à faire l'effort pendant quelques minutes, et à constater l'effet que ça te fait. N'oublie pas de sourire! Essaie maintenant, juste pour voir.

- o **Passes magiques de Castaneda** : Carlos Castaneda est un docteur en anthropologie qui a vécu plusieurs années en compagnie d'un chaman mexicain. Ce dernier lui a enseigné des « passes magiques ». C'est une série de mouvements simples et dynamiques. Ils augmentent la concentration et le niveau d'énergie. Tu trouveras un DVD qui enseigne cette méthode sur : *http://sn.im/kutze* Contrairement au yoga qui est plutôt sérieux et introspectif, les passes magiques sont amusantes et font sourire.

- o **Danse** : Tu peux danser seul, avec un ami ou en groupe, à la maison, dans le métro ou dans une discothèque. Quelle belle façon de se libérer, de s'activer et de se changer les idées!

o **Inspire-toi de l'inspiration** : Les pensées créatives sont liées à l'inspiration. Tu veux de l'inspiration? Inspire! Voici un exercice efficace :

◊ Inspire lentement pendant 4 à 10 secondes; ce doit être confortable

◊ Retiens ton souffle de 2 à 5 secondes

◊ Expire à la même vitesse que l'inspiration

◊ Ne fais pas de pause et reprends une autre inspiration immédiatement

◊ Refais l'exercice pendant 2 à 5 minutes.

Le cerveau ainsi aéré, tes pensées sont maintenant claires et prêtes à t'inspirer des idées nouvelles.

Conseils au niveau des thérapies corporelles

o **Réflexologie** : Tu peux activer et relaxer tout ton corps en stimulant les zones réflexes sous tes pieds. Tu peux aussi utiliser les zones réflexes des mains et des oreilles. C'est très agréable! Tu trouveras une vidéo de démonstration sur le site : *www.dolfino.tv/sgc/videos-reflexologie* .

o **Bain tourbillon** : L'hydrothérapie combinée à la chaleur et aux jets est idéal pour bichonner les muscles avant et après l'effort, et représente une récompense agréable après l'effort. Qui a dit que le chemin de la réussite et de la performance devait être difficile?

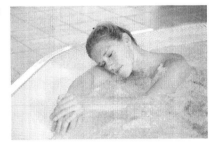

Conseils d'ordre environnemental

o **Éclairage** : La lumière du soleil et les lumières plein spectre stimulent la glande pinéale située dans le cerveau. Assure-toi que ton environnement est bien éclairé.

o **Couleurs chaudes** : Les couleurs chaudes augmentent le niveau d'énergie. Privilégie donc les décorations et les vêtements de couleur jaune, orange et rouge.

o **Champs magnétiques** : Les champs magnétiques affectent ton niveau d'énergie. Évite donc de t'y exposer en débranchant les fils près de ton lit, et ne porte pas de téléphone portable en permanence.

○ **Faire le ménage** : L'ordre favorise l'efficacité, libère l'esprit et réduit le stress. Prends l'habitude de faire du ménage régulièrement. Ça t'évitera les corvées longues et pénibles, et tu vivras en permanence dans un environnement qui favorise la performance.

Livres électroniques gratuits

Tu trouveras un grand nombre de livres électroniques gratuits sur notre site Web. Ces livres sont d'excellents compléments à l'information contenue dans ce livre. Voici quelques titres que tu peux télécharger dès maintenant:

✓ **Bienvenue au cube de la santé :** Décrit en détail plusieurs techniques présentées dans le livre que tu lis présentement.

✓ **Activez vos pouvoirs de guérison avec l'hypnose:** Les bases théoriques de l'hypnose, en termes clairs, imagés et simples à comprendre. Également, comment amener un ami, un parent ou toi-même en état d'hypnose. Finalement, quelques « histoires qui guérissent » que tu peux utiliser pour soigner.

✓ **Expérimentez la magie de la performance :** Description de plusieurs techniques permettant d'apprendre plus facilement et de mieux performer au travail et à l'école.

✓ **Le sommeil, ce grand ami : Ce livre explique les différentes phases du sommeil et donne plein de trucs pour mieux dormir.**

✓ **Comment les drogues influencent le cerveau : Ce livre de plus de 100 pages explique en termes simples comment les drogues telles que la marijuana, l'extasy, la cocaïne et autres influencent le cerveau.**

✓ **La diète du cube de la santé : Ce petit livre contient un petit tableau de synthèse qui facilite la création de votre menu santé.**

Tu trouveras la description détaillée de chacun de ces livres sur le site www.dolfino.tv/sgc/cube-ebook

Tu te réveilles totalement relax…

Tu te souviens vaguement des rêves merveilleux que tu as faits… Tu te sens comme si tu avais dormi pendant 12 heures. Le soleil commence à se coucher. Tu te relèves pour retourner chez toi, riche de nouvelles rencontres et d'un livre exceptionnel qui te servira toute ta vie.

Rapidement, tu aperçois Gwydion s'approcher… Il a le sourire fendu jusque aux oreilles. Il te présente un foulard.

— Mets-le sur tes yeux, je vais te faire une surprise! Ce sera la « cerise sur le gâteau » de cette journée fantastique! Tu ne pensais pas me revoir si vite, n'est-ce pas? Je ne le croyais pas non plus… Mais parfois, le destin nous réserve de merveilleux cadeaux!

Heureux de poursuivre l'aventure, tu te sens comme Alice au pays des merveilles. Tu avances sur le sol inégal, ne voyant rien, mais l'esprit tellement centré sur tes sensations que tu ne penses même pas à trébucher. Tu sens des herbes ou des fougères te chatouiller les mollets.

Tu ressens bien avant de l'entendre, des vibrations régulières qui voyagent dans l'air. On dirait des tam-tams. Plus tu marches, plus le volume de la musique augmente. Il y a une fête au loin, tu en as la certitude. La musique provoque une montée de joie en toi. Du plus profond de tes tripes, tu sens l'énergie circuler! Ça va être génial!

Tu arrives enfin à destination et Gwydion t'enlève le bandeau. Un peu ébloui, tu n'en crois pas tes yeux! Ce que tu voies semble irréel! Il fait sombre, mais l'immense cercle au cœur de la forêt est illuminé par des dizaines de torches plantées ça et là, et par un gigantesque feu de joie. Ce cercle est peuplé par une cinquantaine de femmes, d'hommes et d'enfants. Ils jouent de la musique, dansent, chantent, mangent, jonglent, c'est incroyable! La musique te donne le goût de danser avec eux autour du feu!

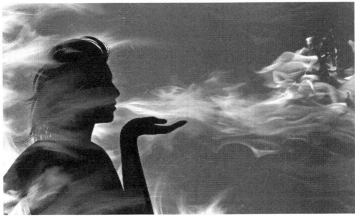

Cette chaude nuit d'été laisse le ciel vierge de tout nuage. Tu vois des milliers d'étoiles, la lune, pleine et belle. Les pulsations des tambours, des djembés et des autres percussions paraissent être synchronisés avec le rythme de la danse du feu et celui des battements de ton cœur. Dans un tel état d'exaltation, tu n'as pas besoin de drogue ni d'alcool; tu flottes dans le bonheur en étant totalement à jeun!

Ces gens paraissent tous se connaître et être simplement heureux de s'amuser ensemble. Tu as l'impression de baigner dans un océan de douce chaleur, et de sensations qui oscillent à la lueur des torches. Sans même le vouloir, tu t'aperçois que tu es en train de te trémousser au rythme de la musique. Tout près de toi, Ninke danse énergiquement en faisant des acrobaties avec cinq autres personnes. Song, quant à lui, complètement absorbé en lui-même est en train d'effectuer une danse très lente qui le fait ressembler tout à tour à un aigle, un serpent, bref, un truc totalement indescriptible.

Un peu plus loin, Océane siffle un air envoûtant qui se marie admirablement à la musique ambiante. D'autres personnes chantent, jouent divers instruments de musique, de l'harmonica au violon, tout en dansant dans une incroyable corolle. Wapi, accompagné de cinq amérindiens, frappe un immense tambour en cuir à grands coups de baguettes. Son rythme est hypnotique. Tous chantent une étrange mélopée dans une langue riche et vibrante, qui paraît être comprise par ton cœur. Parfois, une voix s'envole dans un solo puissant, faisant résonner et tressaillir tout ton être.

Tour à tour, chacun prend la vedette puis réintègre à nouveau le groupe, participant ainsi à une œuvre mouvante et évolutive. C'est vraiment la folie! Tout ça devrait être cacophonique et agressant, mais ce n'est pas le cas! Tu te promènes tranquillement en dansant sur le terrain. Ton nez te guide vers un incroyable buffet évidemment présidé par Maïde qui s'est surpassée! Une symphonie de couleurs et de textures s'offrent à toi.

Et l'odeur, hummmmmmmmm! Ton estomac gargouille et effectue un triple salto arrière. Tu remplis allègrement une assiette en faisant un sourire béat à Maïde. Tu fais ensuite jouir tes papilles de ses petits chefs-d'œuvre de gastronomie médicinale.

Jaya te propose à son tour un breuvage chaud à l'odeur envoûtante. Un mélange fruité de roses et de baies de sureau, de jus de framboises et de pétales d'une fleur mauve. C'est exquis. C'est ça la vie! C'est trop génial! Pourquoi toutes les fêtes ne sont-elles pas aussi sublimes? Tu te sens comme un oiseau qui picore à auche et à droite, au rythme de ses envies.

Tu marches et tu bavardes avec plusieurs personnes. Tard, très tard, au moment ou la texture de la nuit change, Gwydion s'approche de toi et chuchote à ton oreille :

« Si tu t'amuses aussi fort que tu travailles
Si tu mets de l'amour dans tout ce que tu fais
Si tu cherches le bonheur en toute occasion
Si tu as déjà un goût de paradis dans la bouche...
Bientôt, je te reverrai et te ferai découvrir notre nouveau projet. »

Tu sais, Song, Ninke, Océane, Maïde, Jaya et Wapi sont mes meilleurs amis. Nous formons une équipe incroyable. En fait, nous nous guérissons et nous enrichissons réciproquement, et nous évoluons ensemble.

Quand tu seras prêt, je te ferai découvrir quelque chose qui pourrait bien t'ouvrir une porte, au-delà de laquelle tu troueras le bonheur auquel tu aspires, et l'avenir dont tu rêves depuis si longtemps.

À bientôt!

Formation - Rendez-vous au cube de la santé

Vous voulez expérimenter les techniques du cube de la santé? Voici une formation où vous apprendrez :

- Comment utiliser les six facettes du cube de la santé pour prévenir et soigner plus de 20 problèmes de santé fréquents;

- Comment augmenter votre énergie et votre vitalité pour savourer chaque instant de votre vie;

- Comment lire les signaux du corps. Vous pourrez détecter des carences et des problèmes de santé avant qu'ils se manifestent de façon désagréable.

- Bref, vous saurez cultiver votre santé et votre sourire sera témoin de votre jardin fleuri!

Vous apprendrez des techniques propres à chacune des facettes du cube de lla santé.

- **Esprit:** Vous prendrez plaisir à expérimenter le phosphénisme, les mantras de guérison, les techniques d'hypnose, les mouvements oculaires et la cohérence cardiaque et beaucoup plus.

- **Alimentation :** Vous aimerez les « médicaliments », ces aliments qui soignent, donnent de l'énergie et un sentiment de bien-être... et vous adorerez les mets qui vous aident à maigrir et à maintenir votre poids santé!

- **Thérapies corporelles :** Vous apprendrez à utiliser les massages, l'hydrothérapie, les bains thérapeutiques et dérivatifs, les saunas et les hammams. Vous utiliserez des mudras (positions des mains) qui donnent de l'énergie et d'autres qui calment.

- **Exercice physique :** Vous découvrirez un vaste éventail d'options originales adaptées à vos besoins. Vous ferez l'essai de balancements traditionnels, d'exercices respiratoires tibétains et de mouvements de tai chi, de tao chinois et de qi gong personnalisés.

- **Soins naturels :** Vous saurez utiliser tout ce que la nature vous offre pour vivre en santé et vous soigner quand le besoin se fait sentir. Vous apprendrez à utiliser les vitamines, les minéraux, les plantes médicinales, l'apithérapie et les huiles essentielles.

- **Environnement:** Vous apprendrez quelles sont les musiques, les couleurs et les odeurs qui soignent et enrichissent votre santé. Vous saurez aussi comment éviter les champs électromagnétiques et gérer les personnes « toxiques », ces vampires d'énergie qui vous drainent à chaque fois que vous les rencontrez ou lorsque que vous pensez à eux.

Vous découvrirez des postures étranges qui guérissent. Vous apprendrez pourquoi les enfants se balancent comme ils le font. Vous ferez des sons bizarres et sentirez leurs effets à l'intérieur de vous. Vous respirerez de drôles de façons et serez content de le faire. Vous scruterez la pupille de vos yeux, porterez des lunettes de couleur, fixerez la lumière... et rirez, parce que c'est amusant de découvrir, de comprendre et d'expérimenter.

Vous utiliserez ces techniques toute votre vie et vous prendrez plaisir à en faire cadeau à vos parents, amis et enfants.

Pour en savoir plus, consultez la page www.rendez-vous-sante.ca

Bibliographie

Un DVD à voir : Expérimentez la magie de la performance, C. Dupuis et E. Chagnon, Dolfino Média (www.dolfino.tv)

Les livres qui nous ont inspirés et que nous vous recommandons chaudement:

- O. Lockert, Hypnose humaniste, ed. IFHE
- O. Lockert, Hypnose, ed. IFHE
- F. Lefebure, L'initiation e Pietro, ed. Phosphénisme
- E. Braveman, Un cerveau à 100%, Thierry Souccar
- G. Kriyananda, La science spirituelle du yoga, Amrita
- B. Balch, Nutritionnal Healing, Avery
- S. Chang, Le système complet d'auto-guérison, Frémontel
- M. Kushi, Le livre du diagnostique oriental, ed. de la Maisnie
- T. Guinot, L'univers des mantras, diffusion rosicrucienne
- G. Hirsh, Mudras de bien-être, Le courrier du livre
- D.Beaulieu, L'intégration par les mouvements oculaires, Le souffle d'or
- M. Roizen et M.Oz, VOUS, mode d'emploi, Trécarré

17843763R00126

Made in the USA
Charleston, SC
03 March 2013